「健康不安」に殺されるな

僕が最後に伝えたかった一番大事なこと

近藤誠
Kondo Makoto

ビジネス社

著者の近藤誠先生は2022年8月13日、虚血性心不全でこの世を去りました。

本書は、近藤先生が「日本人の心身を脅かす一番の敵こそが『健康不安』であり、それに対抗する最強の武器は『免疫』である」というテーマのもと、亡くなる3日前まで書き続けていた遺稿をまとめたものです。

第1章

その「健康不安」があなたの命を危険にさらす

第2章

コロナ禍でわかったからだを守る最強の武器「免疫」のひみつ

第3章

免疫が教えてくれる「がん」と闘ってはいけない本当の理由

第4章 花粉症、糖尿病、川崎病……免疫がカギを握る意外な「やまい」

第5章 命と健康を一生脅かす「ワクチン」と「副作用」の真実

巻末対談

第1章

その「健康不安」があなたの命を危険にさらす

世界一の長寿国をおおう「健康不安」シンドロームの正体

台風や地震にしょっちゅう見舞われてきた日本人は、とても心配症な国民です。

一寸先はヤミ、と悲観的にもなりがち。

国民的「健康不安」についての、こういうデータがあります。

あなたは、自分のことを健康だと思いますか？

この問いに、アメリカ人は9割がイエス。一方、**日本人で「自分は健康」と答えた人はたった3割で、OECD加盟34カ国のなんと最下位**でした（2013年、OECD発表）。

過去40年も世界一の長寿国なのに、健康に自信がなくて、みんなピリピリしています。

医療はある意味、不安産業です。人々の不安をあおってファンを増やす。

その結果、会社員も専業主婦も、毎年まじめに会社や市区町村の健康診断を受ける。数値が「異常」と言われれば、血圧や血糖値を下げるクスリを一生服用。

がんが見つかれば、すぐに手術と抗がん剤治療。

ワクチンはゆりかごから墓場まで打ち続ける。

食事は糖質制限、玄米菜食、肉断ちなど、「いい」と言われるものをあれこれ試す。

「メタボは危ない」と聞けば、あわててダイエット。サプリを愛用する。

「からだを温めて免疫《めんえき》アップ！」と温熱療法や長風呂にいそしむ……。

すべて「健康不安」シンドローム。僕に言わせれば、「からだにいい」と信じてがんばって、命を縮めている人が多すぎます。

人間のからだには、細菌やウイルスを排除する「免疫システム」と、がんの防波堤にもなる「からだの抵抗力」という、頼もしい〝守護神〟が備わっています。

からだにとって、クスリ、ワクチン、サプリなどは異物。手術や食事療法、極端な減量などは侵襲《しんしゅう》（心身を傷つけたり、負担をかけるもの）。どれも免疫と抵抗力の働きを損ねます。

「がんを治療すると、なんでバタバタ患者が死ぬんだ？　これはおかしい」

僕が最初にそう思ったのは１９７０年代、慶應大学病院の放射線科の研修医になって間もないころでした。当時の放射線科病棟は「がんの手術後に再発・転移したり、抗がん剤でボロボロになった末期患者」が送られてくる場所で、ほぼ全員がすぐに亡くなりました。

数年して主治医を任されると、「明らかに治療で早死にした」患者さんがあまりに多かったことにショックを受けて、信じきっていた医療を根本から疑い始めたのです。

その後、アメリカに留学して視野が広がり、世界の医学論文を何千と読み込んで、「手術や抗がん剤治療には重い後遺症や副作用がつきまとう。なのに、がんを治す効果は証明されていない。**いま治らないがんは、将来的にもほとんど治せない**」という事実に突き当たりました。

なぜなら、**がんは「老化現象」**だから。85歳以上の方の遺体を解剖するとほぼ100％、がんが見つかります。白髪《しらが》と同じ老化現象に「打ち勝とう」と考えるのは無謀です。

それから30年以上、「がんは切らずに治る」「抗がん剤は効かない」「健診は百害あって一利なし」「がんは原則として放置したほうがいい」。一貫してそう言ってきました。

乳がんの「乳房温存療法」を国内に広め、さらに、がんを治療しない患者さんの経過も数百人、最長25年間診《み》て「がん放置療法」を確立しました。

「がんは、治らない〝本物のがん〟と、無害な〝がんもどき〟に分かれる。本物は切ると暴れて命を縮める。〝もどき〟はただのおでき。どちらもあわてて治療せず、症状が出てから、最もからだを痛めない対処法を考える。これが一番ラクに長生きする秘けつ」という考え方です。

2013年に立ち上げた「近藤誠セカンドオピニオン外来」では、1万件の相談をあずかりました。日本中で行われている無茶な治療や医者たちの「脅し」は、想像以上にひどかった。95%以上のケースで、受けないほうがいい治療を医者から勧められていました。

健康な人たちを不安にさせて、病人に仕立て上げる。やらなくていい治療に追いこんで早死にさせる。これが日本の医療の残念な実態です。

僕が**一番自信を持って言えるのは「病院によく行く人ほど、クスリや治療で命を縮めやすい」ということ。苦痛もないのに病院に近づくのは危険**です。

就学前に40本ものワクチンを打たれる日本の子どもたち

日本人の「健康不安」がピークに達したのが、2020年1月から始まった新型コロナ禍《か》です。ワクチンが救世主のはずでしたが、国民の8割が最低1回は打ったあとも、感染者、死者ともに増え続けます。

僕は、日本で新型コロナワクチンの接種が始まった（2021年2月17日）直後に刊行した『新型コロナとワクチンのひみつ』（ビジネス社）などの著書で、繰り返し警告してきました。

「ワクチンで感染や重症化を防げるかどうか、疑わしい」

「3回、4回と打つたび、むしろオミクロン株や他の病気にかかりやすくなる危険がある」と。

ファイザーやモデルナ製などの特別な一種類のワクチンを繰り返し打つと、他の病原体に対抗する免疫細胞が減って、免疫システムが正常に働かなくなるからです。

僕は、ワクチンは打っていません。新型コロナは僕にとっては「ただの風邪《かぜ》」としか思えないからです。高齢者だって重症化しない人のほうが多数派で、その人たちにとっては従来型の風邪コロナやインフルエンザと一緒です。

製薬会社や各国政府の発表する「ワクチンの有効性」を信じられないのも、ワクチンを打たない理由です。

そして何より、副作用が恐ろしい。たとえ死ななくても、発熱、出血などの副作用がひどく、失神することがあるというのも恐怖です。副作用の悪影響は、数十年後に出ることもあります。

新型コロナでは、寝たきりなどの虚弱高齢者が多数亡くなっていますが、従来はどうだったでしょう。これまでも高齢者は、「ただの風邪」をきっかけに肺炎を起こし、よく亡くなっていました。それが新型コロナに代わっただけではないでしょうか。欧米でも、「頻繁なワクチン接種で免疫が低下する」というデータがいくつも報告されています。

日本の子どもは生後2カ月のときからワクチン接種が始まって、4種混合ワクチン〈ジフテリア、百日咳《ひゃくにちぜき》、破傷風、ポリオ〈小児麻痺《まひ》〉〉などを全部受けると、小学校入学までに40本近く打つことになります。大人ではインフルエンザワクチンと、肺炎球菌ワクチンです。しかし「有効性」「必要性」「副作用」から見ると、「肺炎球菌ワクチンで総死亡が増える」など、どれも危険が大きすぎます。

昔は天然痘ワクチン、ポリオ生ワクチンなど、有効で必要なものもありました。しかし、両方の病気が消滅した今も、ポリオ不活化《ふかつか》ワクチンを打っています。

生ワクチンは生きた病原体が体内で動き回るので、ポリオ生ワクチンでは本人、さらにはその周囲でもウイルス感染によるマヒが出ました。不活化ワクチンもウイルスの死骸《しがい》などを使った一種の〝毒〟で、ショック死のリスクがあります。

多くのワクチンに水銀やアルミがアジュバント（免疫増強剤）として使われ、関節痛からアナフィラキシーショックまで、深刻な副作用の原因になる。でも、たとえ打った10分後に急死しても厚労省は「因果関係不明」として、めったに副作用と認めません。新型コロナワクチンで、それが白日《はくじつ》の下にさらされました。

子宮頸《けい》がん（HPV）ワクチンでは、多くの少女が歩行不能など重い副作用に苦しみ、薬害訴訟が起きていますが、**国の原則は「ワクチンを勧めるが、打つかどうか決めるのは本人か親。不都合が起きたら自己責任」。死んでも自己責任**です。気をつけて（第3章および巻末対談で詳しく解説）。

通院と健診をやめたら急減し、ワクチン接種で激増した死亡数

ここ数年の、日本人の死亡数にも驚かされます。

新型コロナ元年の2020年、国民のほとんどが「不要不急の外出」を控えて、何カ月

図1　日本の死亡数の推移

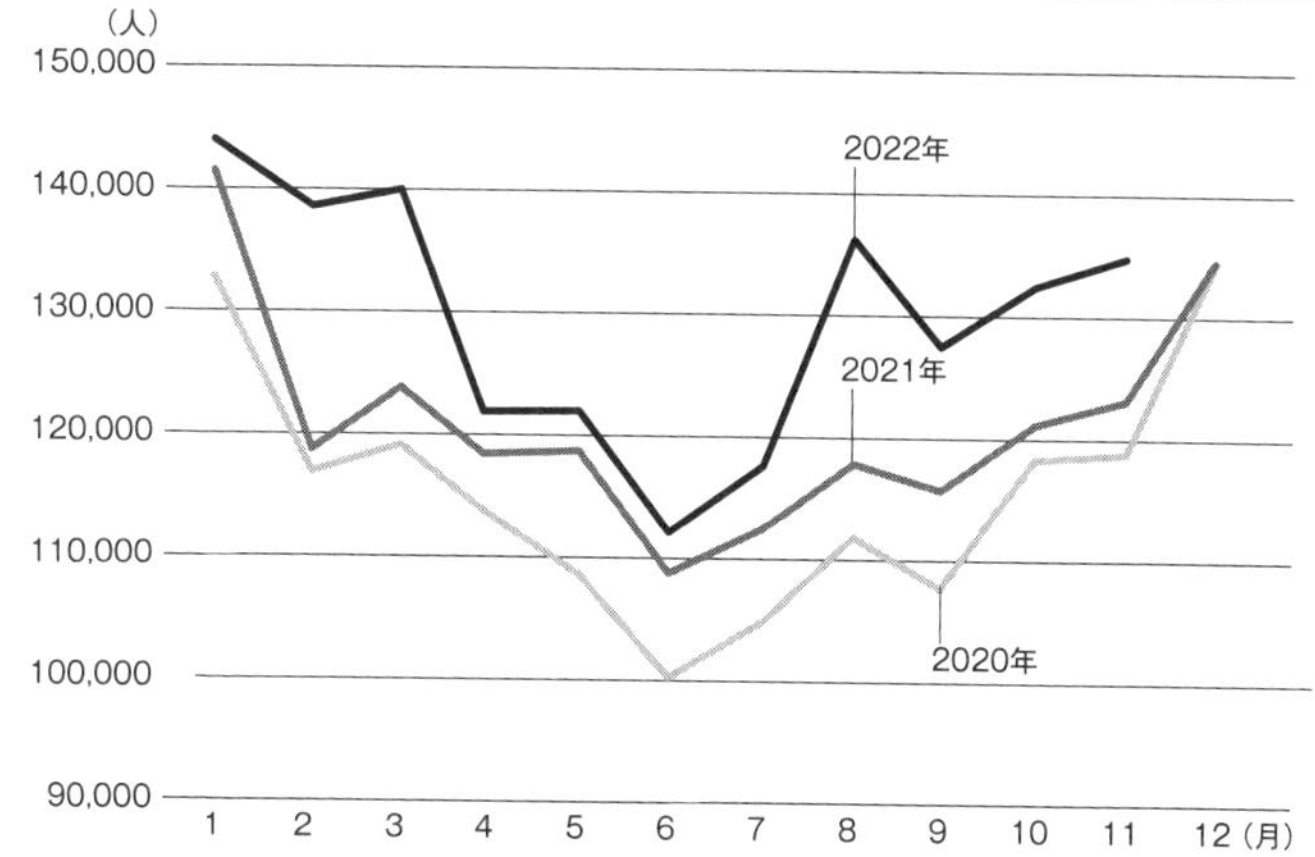

出所：厚生労働省

も家に閉じこもりました。病院好きの国民がパッタリ通院しなくなり、健康診断やがん検診、人間ドックを受ける人も半減しました。

その結果、国民はバタバタと亡くなったでしょうか？

真逆でした。**2020年の日本人の死亡数は前年より約8400人も減った**のです。

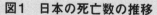

そして翌21年、大々的なワクチン接種が2回実施され、人々が再び病院に通い始めたら、どうなったか？

上の図1のように、驚くべきことに、**死亡数が前年より、6万7000人以上も増えた**のです。東日本大震災の2011年でさえ前年比5万5000人増だったのに……。

2022年の総死亡数は、さらに増え続けています（編集部注：2022年11月時点で前年比10万5383人増）。

結局、ワクチンを打ってできる免疫は、自然のウイルスに感染するのとまったく違うのです（編集部注：たとえば、新型コロナウイルス対策の陣頭指揮をとった尾身茂《おみしげる》氏〔新型コロナ感染症対策分科会長〕も、ワクチンを複数回接種したにもかかわらず、2022年12月コロナに罹患）。

だから、考え方を変えたほうがいいと思います。人間のからだには、すばらしい免疫システムが備わっています。新型コロナレベルのウイルスには自然に感染して、抗体（からだに侵入する病原体を排除するタンパク質）をつくったほうが得策です。

僕は、むしろ「ウエルカム、ウイルス」。

コロナ禍のあいだ、マスクをしたことなど一度もありません。患者さんにもマスクを外してほしいと頼んでいました。顔色や表情を見ながら話したいということもあるし、免疫システムを鍛えるためでもあります。

開業医の父が教えてくれた免疫強化の極意

子どものころ不思議に思っていたのは、**僕はしょっちゅう風邪をひくのに、開業医だった父が風邪をひいたり、寝込んだりする姿を一度も見なかったこと**です。

でも、医学部に入って「免疫」について学んで、ナゾが解けました。細菌やウイルスに感染することによって免疫システムが鍛えられ、強くなるのだ、と。

その後、**何かの病原体に感染して免疫がつくと、別の未知の病原体にも、ある程度の免疫がつく「交差免疫」というものがある**ことも知りました。過去に普通の風邪コロナに感染した人は、新型コロナに対する部分的な免疫もできていることが報告されています。

「父は、外来に来る患者さんたちから、いろいろなウイルスや細菌を繰り返しもらって、そのたびに免疫システムが刺激され、強化されていたのだ」

そう思い当たったので、僕は、「普通の感染症からは逃げてはダメだ」「むしろ積極的に感染して、免疫を強化しよう」と考えたのです。

医師として慶應大学病院で働きだして以降、感染対策は一切しませんでした。どんどんウイルスをもらって免疫システムを刺激・強化していれば、未経験のウイルスにも抵抗力が発揮できるだろう、と考えていたのです。

新型コロナにかかったら、どんな症状が出るのかを体感したいという気持ちもありました。いわば〝人体実験〟です。実際、僕は、逆流性食道炎になったときも、帯状疱疹《たいじょうほうしん》のときも、一切治療せずに経過をからだで感じていました。

感染を恐れない。かかってもクスリに頼らず自力で治す。つらい症状は、からだがウイルスと闘ってくれているサインと感謝して、熱、咳《せき》、鼻水、下痢《げり》など、出るものはとことん出しきる。すると、すっきり回復します。

それを続けると、からだはどんどん丈夫になります。僕はどんな風邪も一晩から3日ぐらいで治るし、寝込んで仕事を休んだことはこの40年、一度もありません。

解熱剤で熱を下げてはいけない本当の理由

新型コロナウイルス、インフルエンザ、風邪への対処法で最も注意すべき点は、「熱が上がったときに解熱剤で無理やり下げてはいけない」ということ。

発熱は免疫システムが活性化して、白血球がウイルスと必死に戦っている証《あか》し。なのに、**クスリで熱を無理やり下げると白血球の働きが弱ってウイルスが増殖し、その分、回復が遅れてしまう**のです。

さらに怖いのが、「サイトカインストーム（免疫暴走）」。

ウイルスに感染すると免疫細胞が「サイトカイン」というタンパク質を放出してウイルスを攻撃し、炎症を抑えようとします。その戦いの最中に解熱剤で熱を下げると攻撃力が落ちて、ウイルスが再び増え始める。それを感知した免疫細胞は、さらに大量のサイトカインを放出します。

これがサイトカインストームです。全身に炎症を生じさせるので、コロナ肺炎では、肺の細胞が死滅しやすくなって、重篤《じゅうとく》化します。だから、安易にクスリで熱を下げてはいけないのです。

1918年から翌年にかけて、世界中で猛威を振るったスペイン風邪。推計でおよそ3000万〜5000万人が亡くなりました。その死因の多くは感染そのものではなく、解熱剤のアスピリンの大量投与だったことが、アメリカの疫学調査でわかっています。

今も日本では「インフルエンザ脳症」で毎年多くの人が亡くなりますが、本当の原因は薬害だと僕は思っています。

ちなみに、欧米では風邪やインフルエンザで病院に行ってもクスリは処方されません。寝ていれば自然に治るとわかっているから。ですから、皆さんも高熱でつらいときは、冷たいおしぼりなどで物理的に熱を下げてください。

サイトカインストームは、手術でも起きます。**何十年も前から、外科医たちは仲間内で「手術をするとがんが暴れる」と言い交わしてきました。**

手術の傷を治すために、白血球をはじめとする免疫細胞が動員され、サイトカインが分泌される。そして血管など体中に散らばっていた〝眠っているがん細胞〟を目覚めさせ、一気に増殖させてしまうのです。

たとえば大腸がんの場合、がん細胞が全身に回らないよう血管を縛ってから手術をして患部を切除しても、転移が出てくるケースを減らせない。これは、手術によって〝眠っているがん細胞〟を起こしてしまったと考えるのが妥当でしょう。

痛くも、苦しくもない無症状のあいだは、治療は無意味、有害と僕は考えます。

あの手この手で患者を増やす〝健康不安のワナ〟

「健康不安」にビクビクし、「備えあれば憂いなし」を順守。この素直で心配性の国民は、厚労省や医療ワールドから見れば願ってもないお客さまです。

「痛い、苦しい」と訴える本当の病人だけ相手にしていては、人口減少社会の医療産業はジリ貧です。それで「予防」という名のもとに、あの手この手の「患者を呼ぼう、増やそう」作戦が展開されてきました。

先見の明がある策士がいたのか、日本だけの奇習の「職場健診」「集団がん検診」「人間ドック」が、半世紀も前から行われてきたことには舌を巻きます。

検査の網に引っかかって「数値の異常」が見つかれば、いままで元気に暮らしていた人が患者に早変わり。精密検査や治療を受け、クスリを飲み始めます。「ずっと飲まないと元の木阿弥《もくあみ》ですよ」とささやけば、一生、通ってきてくれる。

この巧妙な〝患者量産トラップ〟にはまり、国民は大変な損害をこうむっています。

症状もないのに検査で「異常」が出て、病院通いをする人たちは数千万人。降圧剤を飲んでいる人口だけで2000万人以上。70歳を超えると2人に1人が、医者の言いなりでクスリを服用しています。

2000年までは、最高血圧160㎜Hg（ミリメートルエイチジー＝水銀柱ミリメートル）まで「正常」と見なされていました。その基準値が証拠もなくどんどん引き下げられ、いまや75歳未満の「降圧目標」は、上が130、下が80未満という低さです。

ちょっと数字をいじれば、あら不思議、あなたもめでたく高血圧患者の仲間入り。死ぬまで降圧剤を飲み続けることになり、病院と製薬会社が儲かる。厚労省も勢力を拡大し、天下り先にいい顔ができる。

その結果、降圧剤の売り上げは、いまや2000年以前の6倍以上、1兆円超の巨大産業になっています。血糖値や血中コレステロール値も、厳しすぎる基準値を設定することで、「患者」を増やしています。

生活習慣病の治療で早死にするという証拠

血圧、血糖値、血中コレステロール値は、年齢とともに上昇することが多い。それは、からだがベストの状態を保てるように、自分でコントロールするからです。

中高年になるとみんな動脈硬化が進んで、血管の壁が厚くなります。だから、**血圧が多少高めのほうが、血液（酸素やブドウ糖）がしっかり脳に届く。**上が200まで上がって頭痛やめまいがしない限り、自然に任せたほうがいいのです。

血糖値をクスリで無理に下げると脳が働かなくなり、さらに下がると昏睡《こんすい》します。車を運転していたら大事故。就寝中だとそのまま亡くなる人もいる。とても危険です。

コレステロールは細胞膜の材料なので、高めの人のほうが老いても脳細胞が衰えにくい。

つまり、**どの数値も無理に下げると脳梗塞《のうこうそく》やボケ、最悪の場合は死を招いてしまいます。**

精神科医の和田秀樹《わだひでき》さんと対談したとき、こんなコントロール術を聞きました。

「私はクスリを飲まないと最高血圧が200を超えますが、上が160〜170でコントロールしています。空腹時血糖値も、一時は600を超えたけれども、正常値の110より高い150を目安にしています。それより血圧や血糖値を下げると、頭がぼんやりしてしまうので」

僕の答えは、「それは賢明。生活習慣病のクスリの副作用で死亡率が上がる、というデータがいくつも出ていますからね」。

高血圧や糖尿病などの「生活習慣病」の治療効果を調べた、フィンランドの比較試験もそのデータの1つです。高血圧、高コレステロール血症、高中性脂肪、高血糖、肥満など、7つの因子のどれかを持つ1200人の元気な中年男性を2班に分けて、A班は15年間、自由放任。B班は最初の5年間「医療介入」を受けて、その後10年は自由に暮らしました。

B班は5年間医師が定期的に面接し、食事内容や運動を厳しく指導して、検査値が下がらないとクスリできっちり下げる。そして15年間の総死亡数を見たところ、**医療介入したB班のほうが、自殺や事故も含めた死亡者数が46%も多かった**のです。

「ボケ」「老人性うつ」は薬害を疑え

僕は、日本で「ボケ」とか「老人性うつ」と呼ばれている症状も、かなりの部分、薬害だと思っています。家族に付き添われて外来にみえる高齢患者さんのなかに、ボーっとして無表情で、反応も鈍い人がけっこういます。たいてい、クスリを5～10種類飲んでいます。降圧剤は、ほぼ全員服用しています。

「高血圧のクスリがいろいろ出ている。どれからやめたらいいですか」と相談されると、「全部やめなさい。症状もないのに健診で『異常』と言われて処方されるクスリは全部不要」と答えています。

外来に、55歳で「高血圧」と言われて、降圧剤を飲まされて体調を崩し、さらにクスリが加わって、向精神薬も含めて5種類飲んでいる患者さんがみえたことがあります。「いつも頭が重い」と訴えて表情が暗く、会話はワンテンポ遅れる、もの忘れもひどい。それで「クスリを全部やめる」ことを勧めたら、翌日、本人から「久しぶりに気分がスッキリして体調もいい」と、うれしそうな連絡がありました。

僕の姪っ子からは「老人ホームにいる90歳の父親の様子がおかしい。意欲も記憶力も鈍って、いま聞いたことも忘れる。ボケたのかしら?」と相談されたこともあります。そこで、「たぶん、いろんなクスリを飲まされていると思う。とくに降圧剤はボケ症状が出やすい。まず、クスリを全部やめさせてみて」と伝えました。

すると数日して、「たしかに父は、クスリを何種類も飲んでいた。血圧のクスリも含めて全部やめさせたら、言動が元に戻り、血圧も上がってきました」と報告がありました。ナースに問いただしたら、上の血圧が「90」まで下がっているのに、それでもなお降圧剤を飲ませていたそうです。

元気でごはんもおいしいのに、健診の数値で見つかった「生活習慣病」は、単なる老化現象か、あるいは一人ひとりの個性です。本当の病気ではない、と心得て無視しましょう。

体温を上げると「免疫」ではなく「死亡率」アップ

「免疫」にまつわる健康法のなかで、最も有名で最も罪つくりなデマ。それは、医者たちが言いふらす「体温を上げると健康になる」「がんは高温に弱いから体を温めなさい」といった、体温をめぐるものです。

ルーツは免疫学者・安《あ》保《ぼ》徹《とおる》氏の「低体温は万病のもと。体温を上げるには入浴が最適で、からだがポカポカすると免疫力が上がる」という説でしょう。

風呂好きの日本人にウケて、医者たちは「冷えとり」や「温活」を商売にしています。

しかし、人間は恒温動物で体温は簡単にブレません。体温が本当に上がったときは熱中症。

「からだポカポカで免疫アップ」説のエビデンス（科学的根拠）もありません。

それどころか、**体温が高い人のほうが死亡率は高い**のです。たとえば、米ハーバード大学系列病院の外来患者３万５０００人余りのデータ。平熱35℃台の人たちの死亡率が最も低く、体温が０・１４９℃上がるごとに、年間の死亡率が８・４％上昇していました。

アメリカの65歳の男性７０００人を25年追った研究でも、あるいは各国の１００歳研究でも、長寿者には低体温の人が多い。

なのに、多くの人が体温を上げようと長風呂したり、温泉で何度も入浴したり。

結果、**日本では近年、年間２万人近く、交通事故死者の６倍もの人が入浴中に「事故**

死」しています（厚生労働省2014年推計）。シャワー文化の欧米にはない悲劇です。

データを見ると大半が「入浴熱中症死」か、湯船で意識を失って「溺死《できし》」。「いい湯だな。頭がふわーっとして極楽だ」と思いながら、本当に昇天してしまうわけです。ご用心。

がん細胞を焼き殺そうと、温熱器や温灸《おんきゅう》を肌に当ててヤケドができている患者さんもよくいます。たちまち血液が熱を運び去るので「温熱療法」も、まったく無意味です。

じつは、「風呂やシャワーの習慣がない民族のほうが、アトピー性皮膚炎が起きにくい」「先進国にアレルギー疾患《しっかん》が急激に増えているのは、清潔すぎる環境で免疫システムが弱体化したから」という研究報告が、いくつもあります。

石けん、殺菌剤、消毒剤などを使いすぎると、自分を守ってくれている常在菌まで殺すことになり、アレルギー疾患や感染症を呼び込むのです。

日本に「アトピー性皮膚炎」という言葉が紹介されたのは1950年ごろのことです。当時、日本のトイレはまだほとんどが「くみ取り式」で、7割の日本人のお腹に寄生虫がいた一方で、アトピー患者はごく少なかった。ところが、その後、水洗トイレの普及率が8割を超えたのと歩調を合わせるように1990年以降、患者数が倍増して、いまや50万人を超えています（アレルギー疾患については第4章で詳しく解説）。

新型コロナ禍で、日本人はますます「健康不安」にとらわれ、清潔ファーストになりました。あらゆるものを消毒する習慣が定着してしまいました。少し野蛮な生活をしていたほうが免疫が鍛えられ、病原体に強いからだになるのに。

抗菌・除菌グッズも薬用石けんも手放したほうが身のためです。たいていの菌は胃に入れば胃酸が殺してくれるので、床に落ちたものも拾って食べても大丈夫。賞味期限にピリピリする必要もありません。

人間は太古から、じつにさまざまな細菌、ウイルス、寄生虫と付き合い、それらに襲われても死なない環境と食生活を築いてきたのですから。

早期発見・早期治療と食事療法で、がん死が増えるミステリー

「早期発見・早期治療で、がんは治る病気になった」と言われ始めて数十年。皆さんも「がんは小さいうちに見つけて取れば治る」と信じて、がん検診を受けていませんか？

でも、**国を挙げて早期発見に励んでも、1981年から40年以上、がんは日本人の死因第1位。がん死者数も増える一方です。「結局、治らないがんは治っていない」**のです。

日本人のがんの9割は、胃がん、肺がん、乳がんのような、かたまりをつくる「固形がん」。標準治療（手術、抗がん剤、放射線）で切除したり、一時しこりを小さくすることはできます。

しかし、転移のある本物の固形のがんは治せない。治療の延命効果を証明するデータもありません。

血液がんなど一部のがんは、治すことができます。痛みや呼吸苦は、モルヒネや放射線などでラクにすることもできる。しかし「治せる」がんは、いまだにごく少数なのです。

国立がん研究センターは、2038年になっても、日本人のがん死は年々、増えていると予測しています。「医療の進歩によって、人類はもうすぐがんを克服する」という説は、夢物語のようです。

がんは、正常組織をかき分けるようにして増大します。だから、肉や乳製品もよく食べて細胞を丈夫にすること、からだの抵抗力をつけることが最優先です。

音楽家・坂本龍一《さかもとりゅういち》さんが2021年、直腸がんの手術を受けたことを公表しました。2014年に中咽頭《ちゅういんとう》がんと診断され、アメリカで放射線治療を受けて寛解《かんかい》（見かけ上、がんが消失）。

なのに、新たに直腸がんが見つかり、「大いに落胆した」と告白しました。その後、肝転移、肺転移の摘出手術も受けています。

僕は、坂本さんが40代以降「健康オタク」を自認し、玄米と野菜中心の食生活を20年以上続けて、長年とてもやせていることも気がかりでした。がん宣告後は「肉はがんを喜ばせる」と、肉断ち宣言をしています。

慶應大学病院時代、**急にがん病巣が大きくなった「がん放置」患者さんが数人いました。例外なく、内緒でゲルソン療法などの玄米菜食系の食事療法を始めていました。**それで僕は、がん患者さんがやせることの危険性に気づいたのです。

女優の田中好子《たなかよしこ》さん（元キャンディーズのスーちゃん）は、乳がん手術から19年たって再発し、55歳で亡くなりました。乳がんは休眠がん細胞が長い年月を経て目覚め、転移の形で出現することがあります。田中さんは前年、十二指腸潰瘍《かいよう》の断食療法でやせていたそうです。断食が、がん細胞を目覚めさせた気がして仕方ありません。

緩和ケア医・東口高志《ひがしぐちたかし》さんは著書『「がん」では死なない「がん患者」栄養障害が寿命を縮める』（光文社新書）で「がん患者の大半が、栄養不良による感染症で亡くなっている」と語っています。

食事療法や「肉断ち」は、栄養不良状態を自らつくりだす自殺行為です。

「がんが消えた」「奇跡の生還」の大半は、もどきか誤診

がんと診断されると「大きくなりませんように。できれば消えますように」と、ワラにもすがる心境になります。がんが増大するかどうかを決める要素はいろいろありますが、ポイントは「がんの性質」と「からだの抵抗力」です。

がんになると、食事療法、温熱療法、免疫療法などの「○○療法」を始める人が多いですね。僕は「人間は自由な存在だから、何をやってもいい。ただし、がんが消える、治ると言われておカネを取られたら全部詐欺《さぎ》です」と伝えています。

なぜなら○○療法でがんが治るなら、「がんの性質」を変えられることになる。しかし、がんは遺伝子の病気です。大気汚染物質、日光など無数の原因でからだの正常細胞の遺伝

子が傷つき、変異遺伝子がたまっていく。

たまった変異遺伝子の組み合わせが「がん細胞」にふさわしいと、その細胞はがん細胞に変わります。これが「発がん」です。

つまり、**がんの性質は変異遺伝子の組み合わせで決まり、変異した遺伝子は元に戻せない。だから、○○療法でがんの進行を止めたり、消したり、治すことは不可能**なのです。

それから、がんに対する「からだの抵抗力」について。

抵抗力とは、正常組織の「頑丈《がんじょう》さ」です。がん細胞は正常組織を押しのけ、潜り込むようにして増大します。それをブロックできるものは、組織の頑丈さしかありません。

栄養不良になると、個々の細胞がやせ細り、細胞の集合体である正常組織の頑丈さが失われてしまいます。すると、休眠していたがん細胞が暴れやすくなる可能性があるのです。

がん医者は「ほっとくと死ぬよ、大変なことになるよ」と患者を脅《おど》します。僕は「がんを治療した人」「様子を見た人」の経過を合計数万人診て、「がん放置療法」を確立しました。これは決して「がんは何でもほっとけ療法」ではありません。また、急性白血病や悪性リンパ腫《しゅ》などの血液がんは、放置療法から除きます。

がんは、検査で見つかる大きさに育つまでに、5～20年もたっています。細胞を顕微鏡で見た顔つきが悪くて「悪性」に分類された腫瘍《しゅよう》です。コワモテだけどいい人が意外に多いように、がんにも無害な「がんもどき」が多い。

ほっとくと消えることもあります。世間の「がんが消えた」「奇跡の生還」物語は、ほとんど、もどきか誤診のお話です。

一方、「本物のがん」は最初から全身に転移がひそみ、切ると暴れやすい。手術で転移が早まったり、抗がん剤による副作用死など、がん治療はある面、がんより狂暴です。

だから、**がんと診断されてもあわてないで、様子を見てください。症状が出てきたら、なるべく体を痛めない対処法を考えます。これが、一番賢いがんとの付き合い方**です。

「がんもどき」の見分け方と、からだを痛めない治療法

自分のがんは本物か、もどきか。これは、やはり気になりますね。がん種、大きさ、進

行度によって、比率がある程度決まっています。

まず、**すい臓がん、胆管《たんかん》がんと、咳や痰《たん》、呼吸苦などから見つかった肺がんは本物が多い。**胃粘膜の下にできるのは、早期胃がんでも約2割は「本物のがん」。

一方、**症状もないのに検診で見つかるがんは、ほとんど「がんもどき」**です。

マンモグラフィだけで見つかる「乳管内乳がん」は100％「がんもどき」。それを日本では「乳がんは早期発見・早期治療で100％治る。だから定期検診を」とあおり、乳房をどんどん切り取っています。「早期発見でがんを取ったから、5年たっても元気。ラッキー」と喜んでいる人は、体を傷つけた分、ソンをしたのです。

また、胸部CT検査で見つかる「すりガラス状」の肺がん、粘膜上皮内にとどまる胃がん、甲状腺がんはそれぞれ99％「もどき」。PSA検査で見つかる前立腺がんも9割以上が「もどき」です。

僕が慶應大学病院時代に診た、子宮頸がんの高度異形成～1a期の人はほぼすべて、時間がたつと消えました。胃や大腸のポリープ、「薄い水風船状の卵巣腫瘍」も無害です。

がんの症状が出てきて治療する場合も、「体を痛めず、体力を落とさず、臓器を残す」

方法を選んでください。

食道がん、前立腺がん、子宮頸がん、鼻・口・のど周辺の頭頸部《とうけいぶ》がん、舌《ぜつ》がん、膀胱《ぼうこう》がんの進行がんは、切るより放射線治療のほうが体を痛めません。

肝臓にできたがんは、切るよりラジオ波・マイクロ波焼灼術《しょうしゃくじゅつ》のほうが、ずっとラクで生存率も高い。大腸がんもステント（拡張機能のついた筒）などでしのげる場合が多い。

切る場合は「乳房温存療法」のように、できる限り部分切除で臓器を残す道を選ぶこと。

またリンパ節廓清《かくせい》（ごっそり取ること）は断ってください。

抗がん剤などの化学療法は拒み、長寿記録を延ばしてください。


僕のところにくる患者さんのなかに、「いろいろ説明を聞いてもやっぱり不安だ」と言う人がいます。

その**不安を取り除くためには、勇気じゃなくて「知性と理性を持て」**と言っています。

知性というのは、本を読んだりして情報を冷静に、多角的に集める力。理性というのは、それを元に考える力。

知性と理性で、「健康不安」を撃退してください。

第2章

コロナ禍でわかった からだを守る最強の武器「免疫」のひみつ

〝人体実験〟で明らかになった新型コロナの正体

ではここから、私たち人間が生きていくうえで一番大事な「免疫」について、じっくりと見ていきましょう。この免疫こそが、日本人を蝕《むしば》む「健康不安」という「やまい」に打ち勝つための最高の武器となるのです。

打ってつけの教材が、新型コロナと免疫の関係です。その他にも、いろいろな感染症やワクチンで免疫がどう働いているのか、正確に、かつ、わかりやすく解き明かしていきましょう。

新型コロナウイルスについては、2つの見方がありました。

1つは、**重症化しやすく死亡率が高いウイルス**である。つまり「ウイルス毒性（＝病原性）」が高いという見解。

もう1つは、基本的に**「普通の風邪ウイルス」**であるという意見。

さて、どちらが正しいのか。じつは海外で正真正銘の〝人体実験〟が実施されており、決着がついています。

2021年にイギリスのロンドン大学で実施された、「新型コロナウイルスの接種実験（感染実験）」です。


接種実験の参加者は18～29歳の男女36人。

新型コロナウイルスには「変異株」が多々ありますが、実験では人間社会に初めて登場した「中国武漢《ぶかん》株」を接種しました。実験細胞を感染させるに十分なウイルス量の、10倍もの量を鼻内に投与し、確実に感染するよう仕向けます。

36人中2人は、実験開始前に新型コロナに感染していたことが判明したので除外。以下の実験結果は、残りの34人を対象としたものです。

①ウイルス量を「PCR検査」で一日に何度も測ったところ、18人（53％）において、接種後5日目にかけて鼻内のウイルス量が急激に上昇。「コロナウイルスに感染した」と判断できます。
②症状は、感染した18人中16人（89％）に鼻水、頭痛、のどの痛みなどの自覚症状が出

ました。残り2人は無症状。つまり、感染しても無症状のことがあるわけです。
③16人の症状は、接種後2～4日目に始まりました。
④肺炎など重度の症状はなく、発症した全員が軽度ないし中等度の「風邪」のような症状だったことも特徴的です（Nat Med 2022;28:1031）。

この〝人体実験〟から、**若者たちにとって新型コロナは「普通の風邪」**であることがわかります。

では、普通の風邪で、なぜ死者が出るのか？

実験に参加した若者の約半数で、ウイルスが増殖せず症状も出なかったことは、研究者たちにとっても意外な結果でした。

かなり大量のウイルスを鼻内に直接接種したので、ほぼ全員でウイルスが増殖し（＝感染）、鼻水などの症状も出ると予想されていたのです。

そう予想したのはなぜか。

それは、**「個々人が初めて体験する病原体は、免疫システムの手に余る」と考えられてきたから**です。

というのも、ウイルスの感染力が強い「天然痘」「麻疹《はしか》」などは別名が「二度なし病」。それらに一度感染すれば、一生にわたって二度と感染することはない。つまり、それが「免疫」＝「(二度目の）疫を免《まぬが》れる」という意味である、と。

言いかえれば、初回の感染はほぼ全員に生じるんだよ、というわけです。

この、「獲得免疫」と呼ばれる二度目の感染を防ぐしくみから検討しましょう。

免疫では、特殊なタンパク質の「抗体」が有名です。抗体が血中を流れていて、それが病原体に結合し、無力化することで感染を防ぎます。

新型コロナワクチンでも接種後、「抗体の量が増えるけれども、時間がたつと減ってしまう」とか、「再接種で抗体が増える」などと、製薬会社やマスコミが抗体量の推移に一喜一憂していました。

では抗体は、どのようにつくられるのか。リンパ球の一種である「Bリンパ球（＝B細胞)」が抗体をつくって、血中に放出しています。このしくみを「抗体免疫」と呼ぶことにしましょう。

この抗体免疫について、大いなる誤解があるようです。病原体が体内に入ってきてから、それに対応するB細胞が新たに誕生し、それが増殖して抗体を量産するのだ、と。

実際には、**すべての病原体に対応できるBリンパ球が、人がオギャーと生まれたときから、人体に備わっています**。

ただし将来、どんな病原体に遭遇《そうぐう》するかわからないため、あらゆる未知の病原体に対応（＝結合）できるよう、少しずつ違った形の抗体を産生できるBリンパ球が用意されているのです。

その種の数は、なんと数百万種かそれ以上（数えた人がいないので推計）。

これを「ナイーブB細胞（＝素朴なB細胞）」といいますが、数百万種のナイーブB細胞がそれぞれ十万個、百万個と存在したら、体中がリンパ球だらけになって困ります。

そのためでしょう。体内には、ナイーブB細胞1種につき、数個程度しか存在しないと考えられています。

なんだか頼りないですね。でも大丈夫。**イザ病原体が侵入してくると、それに結合できる抗体を産み出すナイーブB細胞が分裂・増殖を始める**からです。

ウイルスとの戦いに挑む司令官と兵士の会話

この状況を、病原体と免疫システムとの戦争にたとえて解説してみましょう。

病原体が襲ってきたとき、人体（国土）を防衛する免疫システムの司令官は、数百万種のナイーブB細胞（兵士）を集めて、こんな訓示をたれるはずです。

●司令官
「諸君。すでに耳にしているように、わが国土はいま、コロナウイルスの侵略にさらされている。そこで敵兵（ウイルス）を数人つかまえて調べたら、諸君のなかにウイルスに結合して無力化できる抗体を産み出せる兵士が、何人もいることがわかった。名前を読み上げるから、前に出なさい」

●兵士たち
「オーッ！」

●司令官

「A君、S君、D君、F君……Q君、W君、E君。以上だ」

●選ばれた兵士一同

「全員おります！」

●司令官

「君たちの使命はこうだ。これから自分自身を何度も分裂させて、各自が1000、1万という分身をつくり、それに抗体を産み出させてほしい」

●兵士一同

「はい。仰せのままに」

●司令官

「分身が増えて、抗体を産生できるまでに、どれくらいかかるかな」

●兵士一同

「10日から2週間ほどで！」

●司令官

「わかった。それまでは、他の手段で敵を食い止めておくようにしよう」

●兵士一同

「よろしくお願いします！」

●司令官

「ところで、これは非常に言いにくいのだが、**敵を撃退したあと、分身を含め君たちは自らの命を絶ってほしい**」

●兵士一同

「エーッ、どうしてですか？」

●司令官

「せっかく戦いに勝利して平和が戻ったのに、何億もの兵士たちが国（人体）のなかをうろつき回っていたら物騒だ。また、他の種類の免疫細胞を含む、国内の諸活動に悪い影響を与えるだろう」

●兵士一同

「わかりました……」

●司令官

「ただし、**1種の兵士につき分身数十人は死なずに生き残ること。将来、同じような敵が襲来したとき、準備ができている兵士が残っていれば、いち早く人数を増やせる。**だから、それらの兵士は、この国（人体）が滅亡しない限り、生き続けるのだ！」

●兵士一同

「ハイッ、了解！」

補足しましょう。

新型コロナウイルスの場合、ウイルスのタンパク質に結合できる抗体は数十種以上あると推定されています。

その数十種以上のナイーブB細胞がそれぞれ分裂・増殖して「活性型のB細胞」になり、一種につき数億個以上の活性型B細胞が生まれるのです。

そしてウイルス感染が終わったあとには、免疫システムの働きを平時に適合するよう、大部分の活性型B細胞は死滅し、「メモリーB細胞（＝記憶B細胞）」が残ります。この**メモリー細胞は少数ですが、宿主（人）が亡くなるまで存続し、同じウイルスの二度目の来襲に備える**のです。

変身すると〝無双〟になるT細胞 vs.新型コロナ

免疫システムには、先述の「抗体免疫」だけでなく「細胞免疫」もあります。免疫細胞の一種である「Tリンパ球（＝T細胞）」を中心とする免疫のしくみです。これも人が誕生したときには、「ナイーブT細胞（＝無垢《むく》ないし未経験のT細胞）」が数百万種以上、人体に備わっています。

どんな働きがあるのか、選ばれた兵士（ナイーブT細胞）に対する司令官の人体（国土）防衛の指令場面を見てみましょう。

●司令官

「兵士たち、集合せよ。諸君のなかに、わが国土にのさばる敵兵（コロナウイルス）に対抗できる兵士が何人もいることがわかった。T君、Y君、U君……J君、K君、L君、一歩前に」

●選ばれた兵士一同

「ハイッ！」

●司令官

「敵が、わが国の家々（細胞）に侵入したとき、じつは、それを排除する特別な能力が君たちにはあるのだ」

●兵士一同

「えっ、まさか！」

●司令官

「たしかに、ナイーブT細胞のままでは、能力はない。しかし、成熟して『活性型T細胞』に変身すると、敵を排除できる能力が備わる」

●兵士一同

「具体的にはどうするのですか？」

●司令官

「ウイルスが入り込んでいる家々を見つけだし、せん滅するのだ」

●兵士一同

「お言葉ですが、壁（細胞膜）にさえぎられますから、家のなかにいるウイルスを発見できないのでは？」

●司令官

「ここが、わが国土（人体）の巧妙なところだ。じつは**すべての家々（人体細胞）は、自分の家の内部にあるタンパク質の一部をバラバラにして（＝断片化）、それを壁（細胞膜）から突き出させ、どんなタンパク質が家のなかにあるか、外からわかるように〝展示〟している。**すべての家に、そういうしくみがあるのだ」

●兵士一同

「なんと。初めて知りました」

●司令官

「そしてここが肝心なのだが、敵兵が家に侵入した場合も、敵のタンパク質を断片化して、家の壁の表面に突き出している。それら断片が自己（＝正常細胞）のものか、敵に由来するかを、活性型T細胞になった君たちは見分けられるようになるのだ」

●兵士一同

「すばらしいですね。でも見分けたあと、どうするのですか？」

●司令官

「言いにくいことだが、**敵が侵入している家をあとかたもなく破壊してほしい。それととものウイルスも全滅する**。君たちには破壊するパワーも備わるのだ」

●**兵士一同**

「そんな……。仲間の家を破壊するなんて……」

●**司令官**

「国土防衛には必要なことなんだ。抗体免疫軍は、国土の道や野原（血管）のなかにいる敵はせん滅できる。だが、敵に家々のなかに入り込まれてしまったら、抗体免疫軍は入り込めないので無力だ。わが国が勝利するためには、**侵入した敵もろとも家を破壊するのが最も有効**なのだ」

●**兵士一同**

「なるほど！」

●**司令官**

「家に侵入した敵を撃退できる君たち細胞免疫軍は、抗体免疫軍よりも強力、かつ重要ともいえる。家々は破壊されてもまた再生する。安心して敵をせん滅してほしい」

●**兵士一同**

「承知しました。仰せのとおりに！」

●司令官

「いつごろ準備が整いそうかね？」

●兵士一同

「10日から2週間ほどで！」

●司令官

「最後に、B細胞軍にも言ったことだが、諸君が数を増やしてウイルスをせん滅したあと、大多数は自決して、数を減らすこと。そして少数の『メモリーT細胞（＝記憶細胞）』を残すように。では解散！」

「普通の風邪」なら「軍隊」ではなく「自警団」で十分勝てる

ここまで説明してきたように、免疫システムには「抗体免疫」と「細胞免疫」という2つのしくみがあります。

どちらが重要かといえば、細胞免疫のほうでしょう。前述したように抗体は、病原体が細胞内に潜り込んでしまうと無力ですから。
問題は、ウイルスに初めて感染したとき、両者とも準備に10日～2週間ほどかかることです。その間にウイルスは大増殖し、全員が感染症状を発するはずです。

しかし、コロナウイルス接種実験の結果のように、実際にはウイルスが増殖したのはおよそ半数です。すなわち、残りの半数では、別の免疫のしくみが有効だったことがわかります。この**第三のしくみが「自然免疫」**です。

そもそも免疫とは、生物が、外からやってくる物質や病原体から自身を守るためのシステム（しくみ）のこと。

人間には、自然免疫（原始免疫）と獲得免疫の2種類があり、後者はここまで説明してきた抗体免疫（液性免疫）と細胞免疫（細胞性免疫）となります。

自然免疫は病原体がやってくると、すぐ働き始めます。**抗体免疫や細胞免疫が、働き始めるまでに10日余りの入念な準備が必要な「軍隊」だとすれば、自然免疫は、臨戦態勢を築いている「自警団」**です。敵を見つけ次第、反撃するのです。

白血球の一員である好中球《こうちゅうきゅう》、単球《たんきゅう》、マクロファージなどの食細胞（細菌・真菌などを細胞内に取り込んで分解する）、好塩基球《こうえんききゅう》、マスト細胞、好酸球《こうさんきゅう》（炎症を起こす）、NK細胞（ナチュラル・キラー細胞＝ウイルス感染細胞などを障害する）などの免疫細胞からなる自然免疫システムは、各人にとって未知の病原体をも殺します。

新しい病原体であっても、体内に入ってきたら、すぐに抗戦できる。つまり、感染防御の最前線で働いている細胞たちとなります。

こうした自然免疫は、原始的なしくみで、人間以外にもほとんどの動物がこの免疫を持っています。これに対して抗体免疫と細胞免疫は、動物が進化する過程で、あとから生まれたしくみです。魚、カエル、鳥、人類など「背骨」を持つ、いわゆる「脊椎《せきつい》動物」にしか見られないといいます。

自然免疫を知ると、発熱、鼻水、頭痛などの「風邪症状」の原因がわかります。

風邪症状は、ウイルスと戦っている自然免疫が、特殊なタンパク質「サイトカイン」を分泌するために起きるのです。

先の接種実験では、ウイルス接種後、数日して風邪症状が生じました。それまで自然免疫がウイルスと戦っており、その戦いが最高潮に達したときに、サイトカインが大量に分泌され、風邪症状を引き起こしたのです。

そしてコロナの風邪症状は、接種実験を見ても、数日で消失してしまいます。つまり、ウイルスが接種されてから1週間前後でケリがついてしまった。

とすると、始動までに10日~2週間かかる抗体免疫や細胞免疫は、出番がありません。

このように**「普通の風邪」ならば、自然免疫だけで決着をつけられる**のです。

一方で**自然免疫は、ワクチンでは強化できません。だから新型コロナで、ワクチンを打って抗体免疫や自然免疫を始動し強化しようというのは、かなり的外れだった**のです。


ところが、自然免疫だけでは手に負えない病原体もあります。

前述した「天然痘」や「麻疹」のウイルスがそれです。これらウイルスに接触したほとんどの人が感染症状を発するので、自然免疫による防御網は突破されてしまうことがわかります。

この場合こそ、抗体免疫や細胞免疫の出番です。

これらのウイルス感染では「潜伏期間」があると言われます。

ウイルスが体内に入ったあと、増殖して力をたくわえ爆発的に症状を発するまでが潜伏期間で、天然痘も麻疹もウイルスが増殖するまでにはおおむね10日～2週間かかる、と。でもこれは、ある種、勘違いです。

潜伏期間は、ウイルスが十分に増殖するまでの時間ではなく、免疫システムがウイルスを撃退する準備を整えるまでの期間です。つまりB細胞が抗体を産生し、T細胞が、ウイルスが住みついた正常細胞を殺せるようになるまでの期間なのです。

そして、その時期が来て免疫細胞が働きだすと、正常細胞が壊され「炎症」が起き、皮膚に「赤い発疹《ほっしん》」「水ぶくれ疹」、あるいは「膿《うみ》がたまった発疹」ができる。これらは**ウイルスが引き起こしたというより、免疫細胞の活動が引き起こしたと考えるのが妥当**です。

子どもと高齢者から学ぶウイルスに感染すべき理由

ここまで免疫のしくみについてお話ししてきました。ここからは、人に見られる現象を少し解説したいと思います。

1つは、「子どもは免疫システムが未発達であるはずなのに、なぜ新型コロナが重症化しなかったのか？」ということです。

新型コロナの大流行の最中、死亡する乳幼児がほとんどいなかったことに対して、これをいぶかる声が上がりました。

子どもは、それまで体験した病原体や感染症の件数が少ないから、免疫システムも未発達のはずではないか、と。

こうした疑問が生じるのは、抗体免疫や細胞免疫に注目するから。でも新型コロナでは、ここまで解説してきたように免疫の主体は自然免疫なのです。

人は生まれたとき以来、自然免疫が確実に働いています。赤ちゃんをはじめ子どもたちが感染せず、重症化しないのも、自然免疫のしくみを知った皆さんには、理解できるはずです。

免疫細胞の出自を、相当な苦労をして調べた最新の研究でも、新型コロナでは自然免疫が重要な役割を果たしていること、その働きは若い人たちの体内できわ立っていることが確認されました（Nature 2022;602:321）。

もう1つのポイントは、高齢者に関するものです。

新型コロナでは、80歳以上の「超高齢者」が多く亡くなった印象が強いのではないでしょうか。ところが、実際には超高齢者でも死なない人のほうが多数派だったのです。この違いは何によるのか？

免疫システムは、年齢を重ねるにつれ弱体化していきます。原因の1つは、加齢とともにナイーブ細胞やメモリー細胞が減っていくからです（＝免疫の老化）（Clin Immunol 2018;196:59）。

そしてついには、ほとんどの老人が感染しても、免疫システムが老化したために感染症状を示さなくなった。例を挙げましょう。

日本の国民死亡原因の第3位は「老衰」です。

高齢者の食が細くなり、だんだん衰弱して寝たきりになる。点滴で水分補給をしなければ、からだから水分が抜けて手足が骨と皮だけという「枯れた」状態になる。そして意識は混濁し、眠るように亡くなる、といった死に方です。

100歳以上で亡くなった「百寿者《ひゃくじゅしゃ》」42人を解剖した研究があります。全員に、死亡させた病気、ないし原因が見つかり「病名」がつきました（「百寿者」の死因 病理解剖の立場から 日本老年医学会雑誌 1999;36:116）。敗血症（血液中に細菌が見つかる）16人、肺炎14人、窒息《ちっそく》4人、心不全4人、脳血管障害2人、栄養失調2人です。

結局、42人中30人（71％）が、感染症が原因で死亡したのですが、発熱などの感染症状がなかったために「老衰死」とされてしまった。

感染症状が出なかったのは、免疫システムが十分量のサイトカインを分泌できなかったから。つまり、免疫システムが老化しているからです。

免疫システムの老化を遅らせるためには、免疫システムに対して刺激を与えるのが有効だと判明しています（前掲Clin Immunol）。換言すると、病原体にときどき接触して感染するのがよいのだと。

この観点からわかるように、**新型コロナウイルスを怖がって逃げ回るのは逆効果**でしょう。**高齢者でも元気なうちにウイルスに感染しておいたほうが、長い目で見ると免疫システムが強化され、長寿につながる**はずです。

胃袋や皮膚も大事な免疫システム

これまで、リンパ球などいろいろな細胞による免疫のしくみについて解説してきました。しかし広く考えると、つまり外敵から身を守るのが免疫だと考えると、新たなことも見えてきます。それは、そうした細胞以外のものも免疫システムに含まれてくるということ。胃袋や皮膚などがそれに当たります。

ここでは、それらが果たしている役割を見ていきましょう。

多くの方は、消化管や気管支（肺）などの臓器・組織を「人体の内部だ」と考えているはずです。

とすると、なぜ、それらに食物や空気が自由に入り込んでは出ていくのでしょう？ 食物や空気のなかには、病原体や異物など、人体にとって有害なものが含まれています。そういう危険物も自由に行き来しているのですから、消化管や気管支は人間社会にたとえれば、道路の途中につくられたトンネルのようなものと考えられます。実際、口から入った食物が便となって肛門から出ていくさまは、まさに〝トンネル通行〟です。

つまり、**消化管や気管支（肺）は、一見からだの内部にあるように見えて、実質は外界とつながっている「人体の外部」に当たる**のです。

そのため人体には、自由に出入りする病原体や異物から身を守るしくみがそなわっています。その1つが胃袋です。


胃袋は、食物や飲み込んだ唾液のなかにある病原体を殺してくれます。

その有効性・優秀性を示す、こんな話があります。

胃潰瘍の治療として1980年代までは、胃袋の半分切除がよく行われました。それをすると腹痛はなくなるのですが、食事がとりにくくなり、激ヤセしてしまう過酷な手術です。結果、栄養失調になって早死にする人も少なくなかった。

さて海外旅行でも、とくに東南アジアに行くと、コレラなどにあたって、おう吐や下痢で苦しむ人がいるでしょう。その頻度は、胃切除を受けた人で著しく高かったといいます。

胃袋がちゃんと残っている人が病原体にやられにくいのは、胃液のなかにある消化酵素「タンパク分解酵素」と「胃酸」とが協働して、タンパク質ならなんでも分解してしまう

からです。

タンパク分解酵素は、胃液が「強い酸性」状態でないと働きが落ちます。その点、胃酸は「塩酸」なので、胃液の「酸性度」を高め、酵素の働きを向上・強化させることができるのです。

結果、胃のなかに入ったタンパク質は、ほぼ完全に消化されます。したがって、胃に入った病原体が小腸のほうに出ていくことは、ほぼない。それで、小腸や大腸は病原体から守られるのです。

オナラのにおいは一生変わらない!?

では、そこまで強い消化力があるのなら、なぜ胃袋自体が消化されないのでしょうか?

消化酵素（と胃酸）によって胃壁が消化されても、おかしくないのでは?

その理由は、胃の上皮に存在する「粘液細胞」から分泌される「粘液」にあります。

胃壁の内部をおおいつくす粘液が、消化酵素と塩酸の攻撃から胃壁を守るバリア（障壁）になっているのです。もし粘液が出なくなったら、胃壁はあっという間に消化されてしま

うでしょう。

それが、実際に生じてしまった結果が「胃潰瘍」です。ストレスやある種のクスリの影響で、粘液の分泌量が悪くなり、消化酵素と胃酸の攻撃を受けた胃壁に穴があくのです。

現在では、治療法としては、プロトンポンプ阻害《そがい》剤（タケプロンなど）、H2ブロッカー（ガスターなど）といった胃酸の分泌抑制剤（制酸剤）が使われます。胃酸の分泌を減らせば、胃それ自体の消化力が落ちるし、胃液の酸性度が下がることで、消化酵素の働きも悪くなるからです。ただし、制酸剤はいろいろな副作用があり、免疫システムも混乱させます。

とはいえ、いくら優れた胃袋があっても、その先の小腸や大腸は、細菌の巣窟です。そこには100兆～1000兆個にもなる、大腸菌をはじめとするいろいろな細菌（種の数は1000とも）がいるといわれます。

そうした細菌は、いつ消化管に潜り込んだのでしょうか？

赤ちゃんが生まれるときに産道（膣《ちつ》）を通ります。この際、口からいろいろな細菌を飲み込みます。胃袋の消化力が弱いために、それが腸管まで達し、繁殖したものだ、といいます。なお、帝王切開では、赤ちゃんが産道を通らないので、細菌を摂取することがなく問題だ、とされています。

さて**細菌を口から飲みこむと、腸管内では、種々の細菌がそれぞれの割合で住みつきます。これを「細菌叢《そう》（フローラ）」といいます。そしてフローラを形づくる、細菌の種類と割合は、一生を通じてほぼ変わらない**、とされています。卑近な例でいえば、フローラがつくりだす「オナラ」の臭いは、一生を通じてほぼ変わらないということです。

これを言うと怒られそうなので内緒ですが、僕の家族それぞれのオナラの臭いは、長年、変わっていないように感じます。

ただし抗菌薬を使わなければ、の話ですが……。その問題は後述します（第3章）。

お母さんからの贈りもの「初乳」には抗体がたっぷり

産後すぐの時期に大切なのは、母親からの「初乳《しょにゅう》」です。

赤ちゃんのためになるいろいろな物質、ことに「抗体」がたっぷり含まれているからです。それが赤ちゃんの血中に現れて、免疫物質として働くのです。

いったい、どのくらい大事なのか。

人間ではよい研究がないので、家畜牛での研究結果を示しておきましょう。**初乳をたっぷりもらって血中の「抗体値」が高い仔牛と、抗体値が低い仔牛をくらべると、生後2カ月間の死亡率が3%対10%**だったといいます（J Dairy Sci 2020;103:7611）。


ところで、抗体はタンパク質です。通常、タンパク質は胃袋でバラバラにされ、腸管から完全な形のタンパク質が吸収されることはありません。

それなのに、口から入った抗体が、なぜ赤ちゃんや仔牛の腸管から吸収され、血中に移行するのか。

1つには、生まれた直後は、胃での消化力が十分でなく、タンパク質の大部分が分解を免れ、腸管に移行するから。

2つ目としては、生まれた直後の腸管には、高分子（数千個以上の原子からなる分子量の多い分子）であるタンパク質を、そのまま吸収できる能力があるからです。なお、生まれて1日から数日たつと、腸管細胞の構造・機能が変化し、バラバラになったタンパク質しか吸収できなくなります。

一方、鼻、口、気管・気管支は、空気が自由に行き来する場所で、「気道」といいます。消化管と同じく、からだのなかにあって「外部」のような存在です。

ここには、空気に乗って、病原体や異物などが、どんどん入り込んできます。それからどうやって人体を守るか。「粘膜」が大事な役目を担っています。

気道の粘膜は、胃や腸管のそれと同じく、鼻、口、気管、気管支の内面をおおっていて、その場所にちなんで「鼻粘膜」「口腔《こうくう》粘膜」などと呼ばれています。

空気とともにやってくる病原体が最初に着地するのは、鼻の奥にある「鼻咽腔《びいんくう》」ないし「咽頭《いんとう》」の粘膜です。ここで免疫システムがウイルスなどを迎え撃ちます。

たとえば以前に、同じ病原体に感染した経験があると、粘膜で「抗体免疫」が働きます。抗体が病原体と結合し、その力を奪うのです。自然免疫の細胞が働き始める前に、抗体が働いて決着をつけることもできるので、重要です。

ただし、抗体にはいくつもの種類があります。粘膜で働くのは「ＩｇＡ《アイジーエー》抗体」です。

新型コロナで抗体の量が増えたとか、下がったとか騒がれていたのは「ＩｇＧ《アイジージー》抗体」です。これは、血中にあるだけで粘膜にはなく、鼻に入ってきた病原体には無力です。

そのうえ**新型コロナワクチンや、インフルエンザワクチンを接種しても、血中のＩｇＧ抗体が増えるだけで、粘膜のＩｇＡ抗体は、ほぼつくられません。それゆえ、これらワクチンは粘膜にとりつくウイルスには無力で、感染を防ぐことはできない**のです。

そして、もし粘膜のＩｇＡ抗体でウイルスを撃退できないと、自然免疫の諸細胞がウイルスを迎え撃ちます。

ところで、気道に入ってしまった病原体や異物の排除には、気管・気管支の内側の細胞に生えている「繊毛《せんもう》（線毛）」が大事です。

成人は、1日平均で2万リットルもの空気を体内に取り込んでおり、そのなかには、ホコリ、カビ、花粉、ウイルスなどが含まれています。

これら有害物質は、まず、気管・気管支の「粘液産生細胞」から分泌された粘液にからめとられます。そして、上皮細胞の上にならんだ無数の繊毛が同一方向に運動し、粘液を肺から口の方向へと運んで、排出します。

コホン、コホンという「咳」は、有害物質を含んだ粘液が気道から排出されるのを助けます。ですから、もし咳が出ていても、「咳どめ（鎮咳剤《ちんがいざい》）」で止めないのが正しい対処の仕方なのです。

「炎症」は皮膚の免疫細胞が動き出したサイン

からだをおおって、病原体などの外敵から人体を守っている皮膚も、免疫システムのひとつと考えられます。

皮膚の主な役割は2つあります。

1つは、体液を外にもらさないこと。

生命の誕生以来、生物は海のなかで命をつなぎ、進化してきました。海から出て陸に上がってからも動物たちは、海水のなかで生活していた記憶を引きずり、生体内を海水と同じ成分や濃度の体液でみたすことを強いられています。

この、体液を外に漏らさないためのしくみが皮膚です。もし皮膚が部分的にでも欠ければ、体液が外にダダ漏れて、命の危険が生じます。

2つ目の役割は、ウイルス・細菌・毒素などの外敵が侵入しないよう人体を守ること。

皮膚がなければ、あるいは欠損したら、いくら免疫細胞が存在しても、人体は菌などに蹂躙《じゅうりん》されてしまうでしょう。

ところで、転んだり、包丁などで皮膚に傷がついた（＝欠損した）とき、それを治すのは皮膚の細胞自身だ、と思ってはいませんか。

まあ最終的には、皮膚細胞が増えて（＝増殖して）傷が治るのですが、細胞増殖を開始させるのは免疫細胞なのです。

じつは皮膚にも、さまざまな免疫細胞がいて、緊急事態に備えています。

そして**皮膚に傷がつくと、そこにいろいろな免疫細胞が集まってきて、活発に活動や分裂を始めます。同時に、さまざまな免疫物質（＝サイトカイン）を出して、皮膚細胞を刺激し、細胞分裂を開始させ、傷を治すように仕向ける**のです。

このとき生じるのが「炎症」です。

皮膚に傷ができると、たいてい痛みが出て、赤くなりますよね。それが炎症の症状で、免疫細胞が引き起こしているのです。

炎症特有の症状としては4つあります。

傷を受けた局所の「発赤《ほっせき》（赤くなること）」「腫《は》れ」「痛み」「体温上昇」です。ラテン語だと、「ルボール（rubor）」「トゥモール（tumor）」「ドロール（dolor）」「カロール（calor）」と、韻《いん》を踏むので覚えやすいのですが……。

それはともかく。これらの症状はすべて、免疫細胞が出す種々のサイトカインによって引き起こされています。

このうち**発赤は、組織が赤色に染められているわけではありません。サイトカインによって毛細血管が拡張し、そのなかをとおる赤血球の量が増えたために、外部から見ると「発赤」と認識される**のです。

「のど」「皮膚」「膣」「大腸」の細菌を殺すな

免疫細胞は同時に、傷口に侵入した病原体とも戦います。

その戦いは、多くの場合、局所に「膿《うみ》」を残して終息します。勘違いしている人が多いのですが、この**膿は細菌など病原体の死骸ではなく、白血球など免疫細胞の死骸**です。病原体を殺すときに免疫細胞も一緒に死ぬことが多いからです。

人体にとって、ウイルスや細菌は一般に「敵」ないし「外敵」と考えられています。

では、どうして100兆個以上の細菌が腸管に住みついているのでしょうか。

それら**細菌は、人体に必要だから住みつかせており、排除しないで共生している、という視点が必要**です。

実際にも食事からとるセルロースなどの食物繊維は、大腸内の細菌が分解・消化していますす。もし細菌がいないと、たとえば消化されないニンジンやゴボウがお尻から出てくるなど、いろいろ困ったことが起こるはずです。

他に細菌が住みついている場所としては、「のど」「皮膚」「膣」などがあります。

ただし、これらの場所に住む細菌も、それぞれ理由があって人体が住まわせている、と考えるべきではないか。

たとえば、のどや皮膚にはそれぞれ、おとなしい細菌たちが先住しているから、あとから悪い細菌たちが入り込めないでいる、人体にとって一種の防衛隊になっている、と考えられます。

膣にも、乳酸菌の一種である「デーデルライン桿菌《かんきん》」が住んでいて、膣内を酸性に保ち（人体は基本的にアルカリ性）、雑菌が入り込まないようにしています。

それなのに抗菌薬をつかうと、デーデルライン桿菌が死んで、カビの一種である「カンジダ」がはびこり（＝カンジダ膣炎）、困ったことになります（＝菌交代現象）。

まあ、膣炎の場合は死ぬことはないのですが、大腸の細菌が抗菌薬で死滅させられると、とても危険な細菌が腸内にはびこり、命を落とす人も出てきます。

そうして、これら種々の防御のしくみが突破されたときに、初めて真打である免疫細胞が登場します。

「自然免疫」「抗体免疫」「細胞免疫」です。

自然免疫の細胞は粘膜や皮膚にもいて、病原体が入ってくると、即座に反応します。**多くの呼吸器ウイルスは、本章で説明してきたコロナにその例を見るように、自然免疫だけで駆逐されてしまいます。**

しかし、駆逐できずに終わると、抗体免疫と細胞免疫が準備できるまで待たねばなりません。その病原体に初めて感染した場合、本章の「司令官と兵士の会話」のなかで紹介したように、準備に2週間、二度目の場合には準備期間は短くなりますが、それでも1週間ほど必要です。

その間は、自然免疫でなんとか持ちこたえねばなりません。

そうしてようやく準備ができると、抗体免疫は血液を含む体液中にいる病原体に襲いかかります。また細胞免疫は、正常細胞に潜り込んだ病原体をさがしだし、その正常細胞もろとも、病原体を死滅させます。

こうして人体には平和が戻るわけです。

第3章

免疫が教えてくれる「がん」と闘ってはいけない本当の理由

「免疫ががんをやっつける」は疑問だらけ

ここ2年以上にわたり、新型コロナに〝お株〟を奪われていましたが、国民の「健康不安」の総本山といえば、やはり「がん」でしょう。

とりわけ2014年に、がん細胞にリンパ球が攻撃をしかけるのを手助けする免疫チェックポイント阻害剤「オプジーボ（一般名ニボルマブ）」が発売されて以来、がんに対する「免疫」の力への期待が高まるばかりのようです。

すなわち、「がん予防には免疫だ」「免疫ががんをやっつけてくれる」「だから、免疫を強化しなくっちゃ」と。

ただ、免疫ががんをやっつけるという話には、かなり疑問があります。

世間には、こんな話が広まっています。

「人体では、がん細胞が毎日5000個も生まれている。それを免疫細胞が片っ端から殺している」と。

しかしこれは、根拠のない「医学デマ」ないし「見てきたようなウソ」の典型です。

というのも、①正常細胞もがん細胞もごく小さく、②顕微鏡でなければ判別がつかず、③人体内部で生じることなので、顕微鏡を持ちこむわけにはいかず、④がん細胞が生まれる場面を目撃した研究者は誰もいないからです。

なぜ、このようなデマが広がったのか。

それは、市中の民間クリニックで免疫療法を実施する医師たちが広めたからです。「毎日生まれるがん細胞は、免疫が片っ端から殺している」「だから免疫療法」「自分のクリニックにおいでなさい」というわけです。

でも、免疫が片っ端から殺しているなら、なぜ日本人の死因第1位が「がん」なのか。**病原体に対する免疫の効果が絶大だから、がんにも有効と考えてしまうことが、すべての誤解の始まり**です。がんに対する免疫の意味や効果と、病原体に対するそれとはまったく違うのです。まず、そこをはっきりさせておきましょう。

前章で説明した免疫細胞のT細胞が、がんの発症につながる変異遺伝子を持つ細胞をいちいち殺傷していくと、最終的にヒト自体が滅んでしまいます。なぜなら、成人の体内では、ほとんどの正常細胞が変異遺伝子をため込んでいるからです。したがって免疫システムは、宿主《しゅくしゅ》であるヒトを滅ぼさない程度に〝鈍感〟でなければならないのです。**免疫細胞はがんを殺せない。だから、がん細胞は血液のなかを流れることができる**のです。つまり、クリニックが行う「免疫」と名のつくがん療法は、すべて詐欺です。

他方で、体外から侵入する病原体に対しては、それらを滅ぼすことができる程度に〝鋭敏〟でなければならない。

このように、免疫システムには絶妙なバランス感覚が要求されているといえます。

本章では、こうしたがんと免疫の関係を掘り下げていきます。最初は、がんと感染症にまつわる話です。

「がんの原因は寄生虫」でノーベル賞!?

20世紀の初め、寄生虫ががんの原因だという説が生まれました。寄生虫に感染していると、いろいろながんが発生しやすいぞ、と。

そして発案者に、ノーベル医学・生理学賞が与えられましたが、なんとその後、「がんの原因は寄生虫説」は誤りだとわかりました。

これのとばっちりを受けたのが、東大の病理学者・山極勝三郎《やまぎわかつさぶろう》教授。

彼は、ウサギの耳に毎日、コールタールを塗り続け、1915年、人工がんを発生させることに世界で初めて成功しました。「なんだ。単純な研究じゃないか」と思うなかれ。がんについてよくわかっていない当時としては、ノーベル賞をもらって当然の偉業でした。

しかし、寄生虫説がノーベル賞をもらったため、山極教授はノーベル賞をもらいそこねたと言われています。ノーベル賞は欧米人にこそふさわしい、という人種的偏見もあったことでしょう。

ただ寄生虫はともかく、**いろいろな病原体が実際に「がん」を引き起こすことがあります**。炎症（＝免疫反応）が引き起こす、ともいえるので、その例を見ておきましょう。

以前、日本人には「上顎《じょうがく》がん」がとても多く見られました。

頭蓋骨《ずがいこつ》の両目の下にあたる部分に、骨に囲まれた「空洞」があります。これを「副鼻《ふくび》腔《くう》」といいます。そこに生じるのが上顎がんで、頬《ほお》が腫れたり、眼球が前に飛び出てきたります。

この上顎がんの主因が「副鼻腔の炎症（＝副鼻腔炎）」だと思われるのです。

副鼻腔炎の症状に「青洟《あおばな》」があります。副鼻腔で細菌と免疫細胞が戦う「炎症」が生じると、多数の免疫細胞が使命をはたして死んでいきます。これが集まって「膿」となり、それが鼻から出るのが青洟です（前章で見たように、膿は細菌の死骸ではなく白血球の死骸）。

戦前、小学校ではいろいろな機会に校長が「教育勅語《ちょくご》」なるものを読み上げ、その間、全校生徒は「天皇のお言葉」だということで、起立し、かつ上体を90度前に傾けていました。そして「終了」の合図とともに上体を起こすのですが、このとき会場に「ズズズーッ」という大きな音が鳴り響いたといいます。

低頭中、ほとんどの生徒の鼻から青洟がたれてきているのですが、訓話中なので紙でかむわけにもいかずに、終了とともにズズズとすすり上げたのだとか。どれほど副鼻腔炎の子が多かったかがわかります。

僕の幼少時代（１９５０年代）にも青洟をたらす子はけっこういましたが、その後、ほぼ見なくなりました。

この**副鼻腔炎の減少に数十年遅れて、上顎がんが激減している**のです。因果関係があると思うゆえんです。

別の例として、以前、肺結核にかかった人は肺がんにかかりにくいといわれていました。しかし、その後の多くの研究で、肺結核にかかった人は、肺がんの発生率が上昇することがわかりました（PLoS One 2011;6:e17479）。

肺がんの発生が少なく見えたのは、結核にかかった人は早くに亡くなってしまい、肺がんが発病しやすい年齢まで生き残ることが少なかったからであるらしい。

胃袋に住みつく細菌である「ピロリ菌」も、胃がんの発生を助長しているといわれます。しかし、①抗菌薬でピロリ除菌をしてもがん死亡数が減らない、②すべての死因を合計した「総死亡数」が除菌群で増えてしまった（J Natl Cancer Inst 2012;104:488）、などの問題があります。

そして、**胃がんといわれるものの一部は、じつは「がん」ではなく、ピロリ菌に対する「炎症（＝免疫反応）」**だったのです。それはこういうことです。

胃がんの一種に「悪性リンパ腫」があり、さらにその一部に「マルトリンパ腫」があります。リンパ腫とは、免疫細胞の一種である「リンパ球」が、がん化したものです。

マルトリンパ腫に対し、同時に存在する胃内のピロリ菌を除去するために、抗がん剤ではなく「抗菌薬」を投与してみました。すると、なんと多数ケースでリンパ腫が治癒してしまったのです。

抗菌薬で治るものは「がん」とはいえず、たんなる「炎症」です。ピロリ菌による感染症（＝炎症）の影響で、リンパ球の形態が変化して、リンパ腫に似たものとなるのでしょう。

このように人体に生じる「がん」のなかには、実際には炎症など良性の変化であるものが多々あります（詳しくは拙著『医者が「言わない」こと』毎日新聞出版）。

「自分の細胞と思わなければ瞬殺！」が自然免疫のオキテ

では、免疫はがんを撃退できるのか、できるならどういうしくみなのか、を検証します。

人体の細胞は必ず、細胞膜の外部に、複数の特殊なタンパク質「組織適合抗原（ＭＨＣ）」を持っています（＝展示）。自身のすべての細胞が同じＭＨＣを持ち、他の人たちから区別・独立させています。

自然免疫との関係で決定的に重要なのは、「MHCが細胞膜に存在するかどうか」。**MHCを持たない細胞はがん細胞である可能性が高いと見なし、免疫システムは自然免疫細胞に殺させます。**それが正常細胞だったとしても、ちゃんと機能しない、不完全な細胞と見なして殺してしまう。そのほうが、完全な細胞が再生しやすいという判断が働くからです。

MHCの種類は無数にあります。

たとえば火傷《やけど》したときの「皮膚移植」や、臓器が機能しなくなった際に行われる「生体間臓器移植」では、MHCが合わない人から提供を受けると拒絶反応が出ますが、一卵性双生児はMHCのタイプがまったく同一なので移植ができます。

そうした組織が適合するかどうかを決める抗原（タンパク質）ということで、「組織適合抗原」と呼ばれているのです。

それほど重要なMHCを持たない細胞は「自分の細胞とは思わなければ瞬殺！」。これが自然免疫のオキテなのです。

人体が、がん細胞を殺すことができるしくみは、もう1つあります。

ただ、このしくみもがん細胞だけでなく、正常細胞をも排除してしまいます。そして、もし本格的に働くと、次章で解説する激烈な「自己免疫疾患」、すなわち免疫が自己を攻撃する現象が生じてしまう。

なので人体は普段、そうならないよう制限・抑制しています。

そのしくみとは、いったいどのようなものなのか。

人体の細胞は、その内部にあるタンパク質の一部をバラバラに「断片化」して細胞膜から突き出させ、どんなタンパク質があるか、外からわかるように〝展示〟しています。だからT細胞は、新型コロナウイルスがひそむ細胞を見つけだし、せん滅できるのです。

ところが細胞は、自分のタンパク質＝「自己タンパク」までも断片化して、細胞膜の上に展示しています。そこに異質な自己タンパクが混じっているのを見つけると、T細胞は「非自己」である「異物」が細胞のなかにあると判断し、その細胞もすかさず殺してしまう。

免疫システムは「自己」と「非自己」を仕分けして非自己を排除しますが、非自己には細菌、ウイルス、毒素などの「外敵」の他に「異物」も含まれます。
T細胞は展示された自己タンパク断片が、がん細胞に由来するものなのかどうかは判定できない。だから、異質な自己タンパクを「異物」と見なして、殺してしまうのです。

では、なぜ自己タンパク由来なのに、「異物」と判定してしまうのか。

理由は「遺伝子変異」にあります。

正常細胞のそれぞれに含まれる2万個もの遺伝子は、日々、自然にある放射線などにより、その一部が変異しています。遺伝子はタンパク質の設計図になるので、変異した遺伝子は変異タンパクを産み出します。

その結果、成人のすべての細胞は変異タンパクを抱えています。そのままでは、すべての細胞が細胞免疫の攻撃を受けて、人体は滅んでしまう。だから**免疫システムは、変異タンパクを見つけてもT細胞をはじめとする免疫細胞たちがすべてを瞬殺しないよう、ブレーキ装置をいくつか張りめぐらせている**のです。

ところが新型コロナのときのように、ウイルスが来襲したためにナイーブT細胞が変身して、活性型のT細胞がたくさん生まれると、ときに、このブレーキ装置がうまく作動しなくなる。すると臓器や組織がやられて「自己免疫疾患」が生じることがあります。

だから活性型T細胞は、ウイルスを撃退すると数を減らして「メモリー細胞」に変身する。その数はごく少なく、自己タンパクを持つ細胞に攻撃をしかけることはなくなります。


T細胞のこの働きは、がん細胞に対しても有効です。遺伝子変異が積み重なって生じるがん細胞は、必ず変異タンパクを抱えているからです。

もしも種々のブレーキ装置がなかったら、がん細胞はT細胞によって死滅させられ、がんは発症しません。ところが、代わりに壮絶な「自己免疫疾患」が生じて、宿主であるヒトも死んでしまうはずです。

がんの縮小・消失と免疫の限られた関係性

「近藤誠セカンドオピニオン外来」では日々、「がんと診断されたけれども、手術や抗がん剤治療はしたくない」という患者さんの相談を数多く受けています（編集部注：2013年4月13日から22年8月11日まで、1万人以上の相談に応じた）。

そして、**がんを放置した結果、いろいろな部位のがんで初発病巣や転移病巣が縮小し、あるいは消失するケースを見てきました。**

じつは、臨床現場の医師たちも「がんの消失」ケースにときどき出合い、その経過についての論文も数多く発表されています。ただし抗がん剤治療を行わず、放置したケースに限られます（詳しくは拙著『眠っているがんを起こしてはいけない。』飛鳥新社）。

問題はやはり、がんが縮小・消失するしくみです。とても大事なことなので、いままでの整理と確認もかねて、お話しします。

自然免疫の役目は前述のように、侵入した病原体をいち早く見つけてやっつけること。それ以外にも「非自己」「異物」にあたる細胞を見つけだし、せん滅する役目があります。**人体の細胞のなかで非自己や異物と見なされるのは、重要なタンパク質であるMHC（組織適合抗原）を細胞膜の表面に持たない細胞**です。

先に説明したように、MHCは人体のすべての細胞にあり、個性を表します。じつは、ほとんどのがん細胞はMHCを持っています。がん細胞と正常細胞は遺伝子がほぼ共通で、細胞の構造・機能もほとんど一緒だからです。

したがって**免疫システムは、MHCを持たないごく少数のがん細胞しか「異物」と認識できず、殺せない**のです。

夢のクスリ「オプジーボ」で激烈な副作用が起きる理由

またT細胞の役目は、細胞のなかにあるタンパク質がどんなものかを検知することでした。タンパク質をバラバラにして、正常なタンパク由来か、病原体に由来する異質なタンパクかを判別する。そして、異質なタンパクを持つ細胞を殺します。

がん細胞も異質なタンパク質を持っています。正常細胞に遺伝子変異が起きた結果が、がん細胞。変異遺伝子は、必ず変異タンパクを産み出します。

そこを狙えばがん細胞を撲滅できそうですが、そうは問屋がおろさない。

なぜなら、**正常細胞も日々、放射線や大気汚染物質などの攻撃を受けて、変異遺伝子をたくわえているから**です。T細胞ががん細胞と見誤って正常細胞をどんどん殺してしまうと、さまざまな自己免疫疾患が生じて、最悪の場合、死に至る。そうならないように、人体にはT細胞の働きを監視し、抑制するブレーキ装置が備わっています。

本章の冒頭で登場したオプジーボなどの「免疫チェックポイント阻害剤」は、このブレーキ装置をはずすクスリで、がんの免疫療法剤として使われています。しかし、激烈な副作用、たとえば死に至る肺炎や大腸炎や脳症、筋肉が破壊される横紋筋融解症《おうもんきんゆうかい》、重症筋無力症などが多数、報告されています。

服用すればがん細胞を叩けますが、同時に正常細胞も叩くので、自己免疫疾患が起きてしまう。承認後の比較試験では、生存率が抗がん剤と変わらないことがわかっています（近藤誠がん研究所ＨＰ「重要医療レポート００２　夢の新薬・オプジーボは無効だった」）。

また、この**ブレーキ装置がＴ細胞の働きをさまたげ、がん細胞を見逃すことにもなる。**

つまり、クスリの効果は二律背反なのです。

このように、免疫はがんにはあまり役に立ちません。ですが、がんが消えることはよくあります。

まず「細胞の自死・自滅」＝「アポトーシス」。おたまじゃくしの尻尾が、カエルになるときに自然に消えてしまう現象、これもアポトーシスです。

じつは人体のすべての細胞は、アポトーシスを開始するために遺伝子を働かせる手順書（プログラム）を持っている。このプログラムが始動すると、いろいろなタンパク質がつくられ、連鎖反応を起こして細胞を自滅させるのです。

もちろん勝手にアポトーシスが起きないよう、プログラムは厳格に管理されています。ただ、免疫システムは細胞に、よくアポトーシスを起こさせます。

免疫にできるのは、①病原体を抱えているような異常な細胞を見つけだす、②その細胞に特殊なタンパク質を吹きつける、ここまでです。③タンパク質を吹きつけられた細胞が死ぬ。これはアポトーシスが起きるから。つまり、正確に言えば、**免疫細胞は「アポトーシスのお手伝い」をしているにすぎません**。

さらに、人体のがん細胞に、一斉にアポトーシスが生じることがあります。

乳児にできるがん、神経芽腫《しんけいがしゅ》の場合です。年長児の神経芽腫は非常にタチが悪く、手術や抗がん剤などの標準治療で治らないことが多い。

ところが乳児の場合、肝臓や骨髄に転移があっても、治療しないで様子を見ていると、全身のがんが一斉に消えてしまう。それが原則なので、**乳児の神経芽腫は「放置療法」が**

標準治療になっています。

これはおそらく、遺伝子プログラムに、アポトーシスを開始する時限装置が埋め込まれているからでしょう。神経芽腫が発生したときから、各細胞にそういうプログラムが備わっている。細胞分裂のたびに子孫細胞にも、転移細胞にも受け継がれ、あるとき一斉にプログラムが始動して、すべてのがん細胞が自死するのだろう、と。

大人のがんでも、複数の転移病巣が一斉に消えることがあります。抗がん剤を使っていないケースに限りますが、これもアポトーシスが生じたことは確実です。

がん細胞は「外敵」ではなく「自分自身」

おそらく多くの人は、「がんは自分の細胞とは違う『外敵』または『異物』。やっつけるには免疫だ」と思っていたことでしょう。しかし、本章でお伝えしてきたように、がん細胞と正常細胞は大差ありません。

がん細胞と正常細胞がどれほど「近い」か。タンパク質の設計図であり、ひいては細胞の設計図となる遺伝子の面から見てみましょう。

前述のように、人のすべての細胞は約2万個の遺伝子を持ち、各細胞のなかに「変異遺伝子」がたまって、がん細胞が生まれます。変異遺伝子は正常細胞にもたまり、その数はがん細胞と同じぐらいです。がん細胞に変化するまでは、正常細胞だったのですから。

がんに特有の遺伝子が、いくつも変異すると正常細胞はがん細胞に変わる。この特有の遺伝子を「がん遺伝子」と呼びます（医学界で言及される「がん遺伝子」より広い概念です）。

では、どんながん遺伝子が何個ぐらい変異すると、がんが生まれるのか。

基本的に、数個から数十個ではないかと考えられています。2万個のなかの数十個ということは、正常細胞とがん細胞の遺伝子の違いは、わずか0・1%程度。つまり、がん細胞の「構造」「機能」「性質」は、正常細胞のそれとほぼ同一、ということです。

がんは「外敵」でなく「自分自身」であり、「非自己」ではなく「自己」なのです。

では、がんと正常細胞の違いは？

これは2点あります。

まず、**正常細胞は規則的に分裂するのに対し、がんは自分勝手に分裂します**。

たとえば腸管の上皮細胞は、数日で入れ替わる。つまり、細胞が分裂するのに数日しかかかりません。その勢いで分裂を重ねると、腸管内は上皮細胞でぎっしり埋まってしまう。そこで腸管では、新たに生じるのと同じ数の上皮細胞がアポトーシスによって自死し、上皮細胞の数が常に一定になるようになっています。

一方、がん細胞では、そういう数の調整は見られません。がん細胞は原則として自死することはなく、新たに分裂して生まれたがん細胞がそこに加わっていく。したがって、がん細胞の数は増える一方です。

ところが、細胞分裂にかかる時間だけを見れば、がん細胞より腸管の上皮細胞のほうがはるかに早く分裂を重ねているのです。

なおこれは、比較的タチの悪いがんの場合。症状もないのにがん検診で発見されるようなタチのよいがんには、ほとんど当てはまりません。

がんと正常細胞との違い、その2は「転移する能力」の有無です。

がんのなかには、転移能力のないニセがん＝「がんもどき」もたくさんあります。ここでは「転移能力がある本物のがん」の場合だけを考えます。

個々の細胞が転移するために必要な能力は、少なくとも2つあります。

1つは、個々のがん細胞同士をつなぎとめていたタンパク質「カドヘリン」が消失する必要がある。つまり、細胞がバラバラになる能力です。

正常組織や臓器のなかでは、細胞が通常たがいに接着しあい、身動きがとれなくなっています。転移するためには、がん細胞はまず、周囲の細胞から離れなければなりません。接着剤役のカドヘリンの消失は遺伝子が変異した結果なので、転移するためには遺伝子変異が必要とわかります。

がん細胞が転移するために必要な能力その2は、組織や臓器のなかを自由に歩き回る能力。これは、免疫細胞の白血球に備わっています。白血球は血管壁をくぐりぬけ、組織や臓器のなかを歩き回り、また血管内に戻って、全身のどこにでも到達できます。

まさしく、転移がん細胞の行動とぴったり重なるのです。

じつは、人の発生過程を見ると、受精卵が分裂して胎児になるまでに、細胞の多くはまるで歩き回るかのように、その位置を変えて組織や臓器をつくっていきます。

この行動パターンも、がん細胞の転移そのものです。つまり**人体の全細胞には、もともと転移するためのしくみ（遺伝子）が備わっていた**わけです。

しかし、人がこの世に生まれたあとに、組織や臓器の細胞が白血球のように自由に行動できたら、組織や臓器はバラバラになって人体は崩壊してしまう。

そこで、**生まれたあとの人体では、組織や臓器の各細胞は決められた位置にとどまるようになっています。このしくみが壊れて、細胞が自由に行動できるようになったのが、がんの「転移現象」**なのです。

まとめると、免疫システムは、からだの外から侵入する病原体をやっつけるために発達してきました。逆から言えば、自分のからだのなかにできるがん細胞をやっつけることは、目的としてこなかった。免疫が、まれにがん細胞を殺すこともある。自己免疫疾患のように、正常細胞を殺すこともある。これは、いわば〝当然の偶然〟です。

がん細胞と正常細胞はほぼ同じものですから、免疫細胞は、がん細胞のことも正常細胞と同じく「原則として異物とは見なさない」。

だから、がんの免疫療法は無意味なのです。

なぜピロリ菌は、胃袋のなかで生き延びられるのか?

見てきたように免疫は優れたシステムですが、さまざまな出来事によってほころびが生じたり、壊れたりもします。

たとえば胃や子宮で、細菌やウイルスの感染によって「がんもどき」が生じるのは、免疫システムの不調からでしょう。

あるいは大腸の細菌を殺すことによって、ヒト（宿主）自体も死にやすくなる。クスリで細菌と免疫との関係、バランスが崩れるからです。

最後に、そうした出来事を紹介し、どうしたら免疫システムを順調に働かせることができるのか。その方法を考えてみましょう。

多くの日本人の胃袋には、特殊な細菌「ヘリコバクター・ピロリ（＝ピロリ菌）」が住みついています。本章で説明したように、胃がんの一部はこのピロリ菌に対する「炎症」であり、良性の変化なのです。

ピロリ菌への感染は、主として家庭内で生じ、母親の口から子にうつるのが大半のようです。子ども時代に感染すると、ほぼ一生、感染状態が持続します。

現在70代以上の人は、「除菌」治療をしていない場合、ピロリ菌が住んでいる率（感染率）は70％にもなり、60代でも50％前後です（日内会誌 2017;106:10）。

読者の多くに関係するので、じっくり解説します。

まず疑問となるのは、胃袋で、なぜピロリ菌が生き延びられるのか、でしょう。

前述したように、胃袋は口から入ってくる種々の細菌を、胃酸と消化酵素によってバラバラにしてしまいます。それなのに、どうしてピロリ菌は死なないのか。

結論を言えば、**ピロリ菌が分泌する物質によって、アルカリ性の「アンモニア」ができ、胃酸が中和され、菌が殺されずにすむようになるから**です。

ピロリ菌に関連し、日本人がノーベル医学賞をとりそこなった事件があります。

かつて日本は、胃がん手術件数がずぬけて多いこともあり、外科医と、胃がんを顕微鏡で診断する病理医は、相当な自信や自負を持っていました。「オレたちの技術は世界一だぞ」と。

当時、日本人の大多数にピロリ菌がいたので、病理医たちは、切除された胃袋のなかに小さく細長い物体を認めていました。

しかし彼らは、強酸性の胃袋には細菌が住みつけない、という固定観念が強かった。そのため「これは細菌ではない」と即断し、大発見の機会を逃したのです。

ピロリ菌を発見したのは、オーストラリアの医師チームです。そのうち1人は、自分でピロリ菌を飲みこんで、たしかに細菌であること、それによって胃炎が発生することを証明し、チームはノーベル賞を獲得しました。

日本の医師たちは大いに悔しがりました。が、悔しさを公言すれば、自分たちの洞察力のなさや頭の固さを強調することになるからでしょう。世間には、このエピソードはあまり伝わっていないようです。

ピロリ除菌で減るのは「ニセがん」=「がんもどき」だけ

ピロリ菌と胃がんとの関係について、医師には、両者の因果関係を肯定する人が多い。

ただ日本人の胃がん死亡数は、戦後、一貫して減少し続けています。ピロリ菌の感染率が8割の時代ですら減少の一途をたどっていたわけで、胃がんの原因がピロリ菌だと断定するのには疑問があります。

胃がんが減ったことを説明する、別の考え方もあります。

昔、日本の食事は漬物やみそ汁など「塩蔵食品」が中心でした。それが影響して胃がんが多かったのではないか。戦後、冷蔵庫が普及するとともに、新鮮な食材の摂取が増え、胃がんの減少に結びついたのでは、と。

欧米でも冷蔵庫の普及と軌《き》を一《いっ》にするように、日本より半世紀早く、胃がん死亡が減少していきます。

さて、そこで「ピロリ除菌」です。

2種の抗菌薬と、胃酸を抑えるクスリ、計3剤を1週間服用すると、9割以上の人たちでピロリ菌を除菌できます。これで胃がん予防になるのだ、と。

それに関連する「比較試験」があります。

早期胃がん経験者（胃袋は残っている）を多数集めて2つのグループに分け、片方はそのままとし、他方にはピロリ除菌をした研究（試験）です。

結果、ピロリ除菌グループでの早期胃がん発生率は減りました（Lancet2008;372:392）。

しかし……です。

両方のグループに生じた胃がんは、すべてが早期胃がんで、欧米ならば「良性病変」と診断されてしまうものでした。進行胃がんは1件も生じなかったのです。このことをどう考えるのか。

ピロリ菌が住みつくと、胃の粘膜には「慢性炎症」が生じます。粘膜の免疫システムが、ピロリ菌に屈した格好です。

この慢性炎症の影響で、粘膜細胞の一部が変化して、顕微鏡で見た目が「がん」に似た病変になるのでしょう。つまり、**ピロリ除菌で減少する早期胃がんは、ピロリ菌による「炎症性の一見がん類似病変」ないし「ニセがん」**。僕に言わせれば「がんもどき」といえます。

それをより明瞭な形で示すのが、本章で説明した胃がんの一種「マルトリンパ腫」です。「悪性のリンパ腫」とされますが、ピロリ除菌をすると、多くのマルトリンパ腫ケースが消失し、治ってしまう。ということは、これも炎症性の一見がんにそっくりな「がんもどき」です。

免疫システムの一部である「リンパ球」が、ピロリ菌に反応しており、顕微鏡で見ると、姿かたちが悪性リンパ腫に似てくるため「マルトリンパ腫」「悪性リンパ腫」と診断されるわけです。

しかし、その実質は抗菌薬で治ることから、これも「がんもどき」といえます。細菌によって、胃の免疫システムがかく乱されると、このようなことが生じるわけです。

婦人科検診で上昇した日本の子宮頸がん死亡率

同じことは、一部の子宮頸がんにもあてはまります。

子宮頸がんの患者を調べると、たいてい「ヒトパピローマウイルス（ＨＰＶ）」に感染しています。だからＨＰＶが子宮頸がんの原因だと。

ところが、ごく初期のがん、すなわち自覚症状がなく、婦人科検診でしか見つからないようなゼロ期のがんは、手術しないで様子を見ていると、99％のケースで、がんが消えてしまうのです（詳しくは拙著『がん放置療法のすすめ』文春新書）。

この、原則的に消失する子宮頸がん、とは何なのでしょうか。

これも、HPVというウイルスによって、子宮頸部の上皮細胞に「慢性の感染」が生じ、上皮細胞が顕微鏡では一見「がん」のように見える「がんもどき」と考えれば説明がつきます。免疫システムの反応が、上皮細胞の見た目を変えるわけです。

それなのに子宮頸がんが見つかると、手術されて、種々の後遺症に苦しんだり、なかには早死にする人もいます。婦人科検診が始まったあと、日本の子宮頸がん死亡率は低下するのではなく上昇したのです（詳しくは拙著『健康診断は受けてはいけない』文春新書）。


いずれにしても日本では、多くの人が「ピロリ除菌」を受けています。

しかしピロリ除菌は、デメリットが少なくとも3点あります。

1つは、除菌に成功すると、胃粘膜の炎症がおさまり、胃酸分泌が正常に復することです。これによって**「逆流性食道炎」がよく起こります。**

胃酸と消化酵素を含んだ胃液が、食道下部にかかることにより、食道粘膜が消化されて、胃潰瘍に似た状態になるのです。じつは僕も数年前、自然に逆流性食道炎になり、以後、ときどき生じる胸の痛みに閉口しています。ですから、ピロリを除菌した結果、逆流性食道炎になったら悔しいでしょうね。

さらには、逆流性食道炎が増えた結果、食道から胃への出口にあたる部位の「食道がん」が増えます（J Natl Cancer Inst 2012;104:488）。

そのため、もし胃がん死亡が減ったという研究報告があったら、食道がん死亡が増えていないか、調べる必要があります。

第2のデメリットは、内視鏡検査が延々と続くことです。

ピロリ除菌が成功して、「やれやれ、これでひと安心」と思っても、担当医から「ピロリは除菌できましたが、今後、胃がんが発生することがあります。半年ごとに内視鏡検査をしていきましょう」と言われてしまうのです。

今日、日本では、命とりになるような進行胃がんは著しく数が減っています。消化器内科医向けの医学誌に「胃がん検診に未来があるのか」といったタイトルの特集記事が掲載される時代なのです。

だから医師たちは、逆に1件でも多く内視鏡検査を実施しようとする。

そのよい対象となるのが、ピロリ除菌の人たちなのです。発がんを口実に脅せば、ずっと繰り返し内視鏡検査を受けてくれるので、まさに「鴨がネギを背負ってきた」ようなもの。**ピロリ除菌をきっかけに、医者の定期収入源にされてしまう**のです。

第3の、そして最大の問題は、ピロリ除菌をすると死ぬ人が減るのではなく、死亡数が増えることです。

死亡数が増えるのは、除菌につかうクスリによって、大腸に「菌交代現象」が起きるからです。大腸の免疫状態と関係するので、次の章で詳しく解説します。

第4章

花粉症、糖尿病、川崎病……免疫がカギを握る意外な「やまい」

謎多き「免疫寛容」が人体に与える大きなメリット

何度も説明してきたように、免疫は、細菌やウイルスなどの病原体から人体を防衛するシステムです。

とすると腸管に、その数100兆個といわれる大腸菌などの細菌が住みついているのは、免疫が細菌に負けたからでしょうか。また、この腸管に細菌が大量にいる状態を「感染」と呼ぶのでしょうか（アレルギー 2020;69:637）。

事実としては、人が食物を消化・吸収するのに際し、細菌がいなければ困ります。第3章で説明したように、もし大腸に細菌がいなかったら、ニンジンやゴボウなど食物繊維の多い食材は未消化のまま肛門から出てきてしまうはずです。

草食動物はもっと極端で、たとえば馬は、大腸の一部である「盲腸」が巨大で、そこに住みついている細菌が食物繊維を分解するので栄養分を吸収できます。つまり、細菌が馬の命を支えているのです。

ところで腸管には、免疫システムの中心をなすリンパ球もたくさんいます。人体のリンパ球の7割もが腸管に存在しているのです。

そんなにリンパ球がいるのに、なぜ細菌と戦わず、100兆個もの細菌が存在するのを許しているのか。

結局、**人体の免疫システムが、種々の細菌と折り合いをつけて、細菌が住みつくことを許しているのです。これは一種の「免疫寛容《かんよう》」状態といえる**でしょう。

寛容とは、ご存じのように、相手に対して寛大にふるまい、その存在を許すこと。

免疫寛容は、リンパ球が自分自身（＝自己）を攻撃しない状態をいいます。細菌のような自分自身でないもの（＝非自己）を攻撃しない場合も、免疫寛容状態といえます。ただその機序（メカニズム）の詳細は不明です。

さて免疫寛容の結果、腸管に住みついている細菌は、その種の数が1000種ともいわれます。これら細菌を、人体にとっての有益性の観点から、俗に「善玉菌」「悪玉菌」「日和見菌」に分けるのが一般的です（多少疑問もありますが……）。

そこに抗菌薬をつかうと、腸管内の細菌は死ぬものあり、生き延びるものありとなり、

優勢な細菌が変わります。「菌交代現象」です。

ピロリ除菌に使う2種の抗菌薬（と塩酸抑制剤1剤）は、ピロリ菌を全滅させるくらい強力なので、当然のように腸管内に菌交代現象が生じます。その結果、「クロストリジウム菌」という悪玉菌が増え、これが頑固な下痢を引き起こすことになる。

そのときの大腸内を見ると、白い半球状の病変がびっしり大腸内面をおおっています。粘膜が欠損して浅い「潰瘍」になり、そこに壊死物質が付着する、いわゆる「偽膜性腸炎」です。

偽膜性腸炎の治療法は、強力な抗菌薬でした。

しかし、2種の抗菌薬を生き延びた細菌なので効果は低く、**アメリカでは年間1万人が偽膜性腸炎で死亡していた**と言われます。

そこに登場したのが、**健康な人の大便を移植する「便移植」**です。

と聞くと、「便を食べるなんて、そんなのムリ！」と顔をそむける人もいますが、ご安心ください。直に接種するのではなく、内視鏡を十二指腸まで挿入し、そこで（便を水でといた）便汁を解き放つのです。他にも、便をカプセルに入れて飲ませる、などの方法があります。

強力な抗菌薬との比較試験をしてみると、便移植による治癒率は圧倒的でした（N Engl J Med 2013; 368:407）。そのため、便移植が標準治療になっています。

肝心なのは誰から便をもらうか、です。

場合によっては、移植された便のなかに、抗菌薬が効かない「多剤耐性菌」がいたりして、命を落とすこともあります。

ですから、なるべく普通の細菌が住みついている便をもらいたいわけですが、それには抗菌薬を使っていない人の便が一番でしょう。

しかし現代では、抗菌薬を飲んだ経験がある人がほとんどで、条件に合う提供者を見つけることは困難です（ちなみに僕は、半世紀近く抗菌薬を飲んでいないので、提供者の条件には合いそうですが、高齢者なのでどうかなぁ）。

話題を変えましょう。

免疫の過剰反応が引き起こすアレルギー疾患

「健康不安」にあおられて、抗菌や除菌に熱中するなど愚の骨頂。

そう断言できるほど、すばらしい免疫システム。

ただし、その働きが不適切になり、ヒト（宿主）を苦しめることがあります。

花粉症、ぜんそく、アトピーなどの、いわゆる「アレルギー疾患」です。これらは免疫システムが過剰に反応して生じるものです。

僕は敗戦直後に生まれた、いわゆる団塊の世代ですが、１９４０～50年代にかけて、花粉症やアトピーなどは、僕ら子どもたちにも、その上の世代にも、ほとんど見られませんでした。

それが、経済成長が始まるとともに、アレルギー疾患が増えていったことは、さまざまなデータで裏づけられています。

何がアレルギー疾患を増やしたのか。

ご購読ありがとうございました。今後の出版企画の参考に致したいと存じますので、ぜひご意見をお聞かせください。

書籍名

お買い求めの動機

1　書店で見て　2　新聞広告（紙名　　　　　　　　　）

3　書評・新刊紹介（掲載紙名　　　　　　　　　　）

4　知人・同僚のすすめ　5　上司・先生のすすめ　6　その他

本書の装幀（カバー），デザインなどに関するご感想

1　洒落ていた　2　めだっていた　3　タイトルがよい

4　まあまあ　5　よくない　6　その他（

本書の定価についてご意見をお聞かせください

1　高い　2　安い　3　手ごろ　4　その他（

本書についてご意見をお聞かせください

どんな出版をご希望ですか（著者、テーマなど）

郵便はがき

料金受取人払郵便

牛込局承認

9026

差出有効期間
2025年8月
19日まで
切手はいりません

162-8790

東京都新宿区矢来町114番地
神楽坂高橋ビル5F

株式会社ビジネス社

愛読者係行

ご住所 〒 TEL:　(　)　FAX:　(　)			
フリガナ お名前		年齢	性別 男・女
ご職業	メールアドレスまたはFAX メールまたはFAXによる新刊案内をご希望の方は、ご記入下さい。		
お買い上げ日・書店名 年　月　日　市区町村　書店			

じつは、寄生虫など病原体との関係が疑われています。

いまの若い人たちには想像できないでしょうが、1950年代ごろまで、田畑にまく肥料は人間の糞尿でした。

第1章で触れたように、各家庭に水洗式のトイレはなく、すべて「くみ取り式」。そのため、お百姓さんが家々を回って糞尿を回収したのです。

それを入れた「肥《こ》え桶《おけ》」を何十個と積み上げた荷車を馬が引いていく。僕が住んでいた東京・板橋での光景です。

肥料としてまくと、便とともに排泄された寄生虫の卵が、田畑で育つ食材に付着し、それが人びとの口から消化管に入り、そこで増殖する、というサイクルになります。

寄生虫にはいろいろな種類がありますが、ミミズに似た「回虫《かいちゅう》」という寄生虫だけでも、人口の半数以上の体内に住みついていました。

ところが高度経済成長期になると、回虫がいる人は、1万人に1人にまで減少したのです。この寄生虫の減少と、各種アレルギー疾患の増加とを結びつけたのが、寄生虫学者で、東京医科歯科大学名誉教授の故藤田《ふじた》紘一郎《こういちろう》氏です。

なぜ、藤田氏はその結びつきを思いついたのでしょうか。

なぜ、寄生虫学者はサナダムシを飲み込んだのか？

まず、彼の話を聞いてみましょう。

「アトピー性皮膚炎、気管支喘息、花粉症などの（中略）アレルギー疾患が日本に出現したのは、たかだか50年前のことである。私たちは古来、寄生虫、細菌などのいろいろな微生物と上手に共生することにより、健康のバランスを保ってきたものと思われる」

「しかし、現代文明がもたらした快適な生活や過剰ともいえる清潔志向は、共生していたウイルス、細菌類、寄生虫を排除することになった。そのことが私たちの免疫力を低下させ、アレルギー疾患（中略）などに苦しむようになったのではないだろうか」（日農医誌2015;63:910）。

この見解は、かなり当たっていると思います。

そして藤田さんは、『笑うカイチュウ』（講談社）などの著作を通じて人びとを啓蒙するとともに、ある行動に出ました。

自分で寄生虫を飲んでみたのです。

藤田さんが飲まれたのは、育つと10メートルにもなる「サナダムシ」です。結果、体調は悪化せず、体重も少し減り、かえって健康になったと語っておられます。

他方で藤田さんの知人には、同じようにサナダムシを飲んで太った人がいるそうなので、サナダムシに対する反応には個人差があるようです。

ともかく藤田さんの報告をきっかけに、回虫とアレルギー疾患との関連性に学者たちも興味を持ちました。

それで動物実験や疫学調査などが実施されましたが、予想に反し、両者の関係は否定される傾向にあります。むしろ回虫に感染していると、アレルギー疾患が増えるようだ、と（J Allergy Clin Immunol 2022;149:2139）。

ただこれは、回虫というひとつの病原体だけに注目するからではないか。ただひとつの病原体の消長が、いろいろなアレルギー疾患を増やしたり減らしたりすると考えるのは、無理があるのでしょう。

つまり、**回虫が減少・消滅する背景にある環境の変化と、それをもたらした社会・経済活動の変化が、種々の病原体やアレルギー疾患の動向に影響を与えてきた**のではないか。だとすれば、回虫の動向だけを調べても、期待した結果は得られないはずです。

そこで、アレルギー疾患が生じるメカニズム（機序）について考えてみましょう。

衛生的な生活こそがアレルギー疾患の要因

人はオギャーと生まれて以来、病原体を含む「異物」にとり囲まれて生きてきました。呼吸する空気のなかに漂うチリや花粉、食事としてとるさまざまな食材は、すべて人にとっては「異物」にあたります。

とすると、それらが人体に入ったら、異物は「非自己」もしくは「外敵」であるとして、免疫システムが排除しようとするはずです。これまで、説明してきた構図です。

つまり、吸いこんだ空気中の異物を咳や痰によって、あるいは食べ物に入り込んだ異物は下痢によって、排除しようとする。それなのに人びとは、そのような症状を日常的に起こさず、普通に呼吸をし、平然と食事をしています。

これは、**人体に入ってくる異物に対し、前述の「免疫寛容」ができているから**です。

免疫寛容が生じるメカニズム（機序）の詳細は不明ですが、もし寛容が起きなかったら、人びとは日常、いろいろな症状に苦しんで、それこそ息つくヒマもなく、悲惨な一生になっていたことでしょう。

つまり、**花粉症、ぜんそく、アトピーなどのアレルギー疾患は、この免疫寛容が部分的に失われている状態**と考えられます。

というよりも、**生活環境中に無限に存在している異物たちのいくつかに対し、免疫寛容がつくられなかった状態**であるのでしょう。

そのことを示すデータも豊富にあります。以下列記していきましょう。

●日本人と遺伝的に近縁であるモンゴル人では、ぜんそく、アレルギー鼻炎、アトピー様の皮膚反応の頻度が、日本人と比べて著しく低い。モンゴル人のなかでも、それらの頻度は、都会人で高く、草原在住者では低い（Allergy 2005;60:1370）。

●ドイツでの、子どもを含め3人までの少人数家族を対象とした研究では、早期に保育園に通いだした子どもより、遅くに通いだした子どものほうが、アトピーを発症している率が高かった。ただし、子どもを含め家族が4人以上の場合には、違いが見られなかった（Lancet 1999;353:450）。

●イギリスで、ある年のある週に生まれた1万7000人を23年間、追跡調査したところ、花粉症の発症頻度は、11歳のときの家族中の子どもの数と関係があり、子どもの数が多いほど花粉症が少ない。とくに、調査対象の子よりも年長の子どもがいるかどうかが肝心で、兄姉から繰り返し風邪をうつされることによって、アレルギー疾患の発症が防がれるのではないかと（BMJ 1989;299:1259）。

●1歳までに鼻水をたらすエピソードが1回だった子に比べ、2回だった子は、7歳児のときにぜんそくと診断される率が低い（BMJ 2001;322:390）。

●アメリカでの調査では、農場で子どもが家畜たちの世話をしているような生活環境においては、アレルギーの元となるような異物の頻度が高い。ところが、ぜんそく、その他のアレルギー疾患の発症率は、家畜の世話をしない子どもたちに比べ、4分の1〜6分の1だった（N Engl J Med 2016;375:411）。

このように、アレルギー疾患が生じるかどうかには、人が出生したあとの生活環境や、異物にどの程度さらされたかという経験が大きく関係してきます。

これを**「衛生仮説」**といいます。

衛生的な生活をするほど、子どもにアレルギー疾患が多く見られますよ、と。

「健康不安」の裏返しとして現れる現代人の「清潔好き」「清潔志向」は、子どもにとって逆効果であるようです。

1型の糖尿病は風邪ウイルスが一因？

「健康不安」に対抗する最強の武器としての免疫。その頼みの免疫が、身内である自身の細胞や成分（＝自己という）を攻撃して、病気をつくりだすことがあります。

これを「自己免疫疾患」と呼びます。

関節リウマチ、重度の糖尿病、川崎病、種々の神経疾患……などがその典型例です。

本来、免疫はウイルスなどの外敵（＝非自己）を滅ぼすためにある。なのになぜ、自己に攻撃をしかけるのでしょうか。

日本人の糖尿病患者の5~10%が、重い1型です。血糖を下げるホルモン「インスリン」を出す、すい臓の細胞が壊されており、毎日、注射で補充する必要がある。消化酵素を分泌する細胞は無傷ですが、インスリンを分泌するすい臓細胞が全滅状態です。

この細胞の〝大殺戮《さつりく》〟を引き起こすのが、わずか数種類の免疫細胞なのです。おそらくT細胞（=Tリンパ球）のどれかでしょう。

では、T細胞はどうやって生まれ、どう生き残っているのでしょうか。第2章でも少し触れましたが、改めて簡単に説明しましょう。

人間が母親の胎内《たいない》にいるとき、リンパ組織の「胸腺《きょうせん》」で「ナイーブT細胞（無垢または未経験のT細胞）」がどんどん生まれます。

ナイーブT細胞は、人体の正常細胞の表面に展示された「タンパク断片」を検知し、外敵や異物に由来していたら細胞ごと殺します。

生まれてくるナイーブT細胞は、それぞれが異なるタンパク断片を検知できる。なかには、正常な自己タンパク断片を検知して、正常細胞を殺してしまうタイプもいます。

それを野放しにしたら人体が滅びるので、正常細胞を攻撃するナイーブT細胞は、胸腺から出ていく前に殺す。そんなしくみが人体にはあります。だから、人が誕生したあと人体に残っているT細胞は、自己タンパク断片には反応せず、攻撃もしかけません。

……というのは建前で、実際には、自己タンパク断片に弱く反応（結合）するT細胞も残しています。人が生きているあいだに、どういう病原体（タンパク質の集合体）が襲ってくるかわからないからです。**病原体のタンパク質の種類は無限なので、何が襲来してきても迎撃できるよう、多種多様なT細胞を用意しておく必要があるのです。**

その種類は数百万種かそれ以上。億という説もあり、多すぎて誰も数えられません。

もし、自己のタンパク断片に弱く結合（反応）できるT細胞を「将来、危険を招くかも」と、すべて胸腺内で殺してしまうと、種類が少なくなりすぎてしまいます。

ただし、危険なナイーブT細胞が残っていても、当面は心配ありません。数も少なく、自己を攻撃する能力もありませんから。

ところが「炎症」をきっかけにナイーブT細胞が成熟し、狂暴な「活性型T細胞」になることがあります。炎症によって、いろいろな免疫細胞が活性化され、ナイーブ改め「活性型T細胞」に変身して著しく数を増やし、自己の細胞を攻撃しだすことがあるのです。

一例を挙げると、**「1型の糖尿病は風邪ウイルスによる感染症が一因」説**――。

風邪ウイルスのタンパク断片に結合する「活性型T細胞」が増えて、それがすい臓細胞のタンパク断片をも攻撃し、すい臓細胞がやられるのではないかといわれています。

風邪ウイルスは数百種もあり、どれが誘因になるのかはよくわからない。しかし確実に、**新型コロナで1型糖尿病になる人が増えている**ようです。

「いっそT細胞なんてないほうがいいのでは？」

そう思いたくもなりますね。すると、感染症が治りきらないという〝悲劇〟が起きてしまいます。たとえば新型コロナでは、ウイルスが正常細胞に潜り込むと、抗体は細胞内に入っていけず無力です。ですから、ウイルスごと細胞を殺すT細胞が、なんとしても必要なのです。

自己免疫疾患は、糖尿病のように正常細胞を殺してしまうものばかりではありません。**関節リウマチのように、自己の細胞は死なせないけれども、その働きをおかしくして、手足の関節の腫れ、痛み、変形などを引き起こすケースも多々あります。**

人体の免疫に備わる細胞に、ムダなものは1つもありません。

ただ、ときにそのパワーが裏目に出て、少数ながら、人体自身を傷つける自己免疫疾患を招いてしまう。これは、私たちが免疫とともに生きていく以上、やむをえない宿命です。


自己免疫疾患のなかでも、主に子どもがかかる「川崎病」を見てみましょう。

川崎市で発見されたからではなく、日本の川崎富作《かわさきとみさく》医師が世界で初めて報告したので、この名がつきました。特徴は4歳以下の乳幼児に多く、全身の血管に炎症が起きること。症状は高熱、まっ赤なくちびる、イチゴのような赤くブツブツした舌、からだ中が赤くなる、手足の腫れなどです。

多くは自然に治ります。ただ、心臓の筋肉に分布する「冠《かん》動脈」にコブ（動脈瘤《りゅう》）ができるとやっかいで、将来の「心筋梗塞」の引き金になります。そのため、川崎病にかかった子どもたちは、入院して予防的な注射をすることになります。

日本は欧米と比べると川崎病の発症率が10倍以上と、ダントツに多い。しかも、夏と冬に集中して発症しています。細菌・ウイルス感染などが先行し、それに対する自己免疫疾患として川崎病が生じている、というのが真相だと思います。

現に、**新型コロナが流行り始めた２０２０年には、川崎病の発症率が前年比で35%も減少しました。行動制限により、子どもの風邪などの感染症が減ったから**でしょう。

厚労省も公認するワクチン副作用はこれ！

どんな病気もそうですが、発症して苦しむ人ができるだけ少なくなってほしいと強く思います。ただ、自己免疫疾患では、免疫システムの構造、そして病原体と自己組織（の一部）の類似性が原因になることもあり、発症を予防するのはなかなか難しい。

ただ、**防ごうと思えば防げる病気もあります。「各種ワクチンの副作用」としての自己免疫疾患**です。ワクチンの副作用にはいろいろな種類があり、自己免疫疾患はその一部ですが、非常に多くの人に起きています。場合によっては死亡することもあります。

読者の皆さんは、ワクチンで自己免疫疾患が起きるなんて初耳かもしれません。

しかし、医学界では常識で証拠もある。

ワクチンを審査する厚生労働省が、ワクチンの副作用としての自己免疫疾患を公認しているのです。クスリを処方する医師向けに、製薬会社が作成する「添付文書」。これは厚労省が審査して承認します。ワクチンの添付文書には、自己免疫疾患がズラズラと挙げられているのです。

では、ワクチンで生じる自己免疫疾患とはどんなものがあるのか。インフルエンザを例に挙げます。

インフルエンザのワクチンは、コロナ禍以前は、数あるワクチンのなかで国民に打たれる本数が一番多かった。だから、読者にもなじみが深いと思うからです。

【インフルエンザワクチンが引き起こす自己免疫疾患】

●**急性散在性脳脊髄炎**《のうせきずいえん》**（ADEM**《アデム》**）**：接種後数日から2週間以内に発熱、頭痛、けいれん、運動障害、意識障害などが生じる

●**ギラン・バレー症候群**：手足の先端から始まるマヒ、神経反射の減弱ないし消失など

●**脳炎・脳症**：マヒや失語症など、いろいろな症状が生じる

●**神経系の障害**：顔面神経などのマヒや、四肢の神経障害

●**眼のぶどう膜炎**：眼のうずき、眼が赤くなる、飛蚊症《ひぶんしょう》、視力障害など

●**血小板減少、血小板減少性紫斑《しはん》病**：止血が役目の血小板が減る。そのため紫斑（皮下出血したときにできる紫色のアザ）、鼻出血、口腔粘膜出血、脳出血などが生じる

脳神経系に生じる疾患が多いですね。

脳神経組織にあるタンパク質（の一部）と、ワクチン成分のタンパク質（の一部）とに共通性ないし類似性があり、ワクチンで活性化されたB細胞やT細胞が脳神経系に攻撃をしかけるのです。

なかでも、**急性散在性脳脊髄炎（ADEM）は激烈**です。**発症すると即、死亡する危険があるうえ、一命を取り留めても障害が残り、知能低下とマヒをかかえたまま一生を送らなければなりません**。そのため、かつて医療訴訟が続発し、「ワクチン禍」と呼ばれました。

詳細は第5章に譲りますが、現在のワクチン関連の制度は、このワクチン禍の影響下、結果ともいえるので、少し説明しておきましょう。

ワクチン禍で生まれた「自己責任の原則」

戦後、すべての学童に対しインフルエンザワクチンを接種する「強制接種」「集団接種」が始まりました。子どもらにワクチンを打てば、大人社会にインフルエンザが広まるのを防げるだろうという「防波堤理論」が根拠でした。

ただし、のちに行われた疫学調査で、子どもたちへのワクチン接種で大人社会での流行は防げないこと、この理論は間違いだったことがわかっています。

そしてワクチン禍です。

多数の学童がインフルエンザワクチン（とその他のワクチン）で死亡し、あるいは重度の永続する障害をこうむり、医療訴訟が多数起きました。

それら裁判で、国（当時の厚生省）は「自分たちには責任がない」と徹底抗戦しました。

しかし最終的に、１９９０年代になって国の敗訴で決着し、賠償金が支払われたのです。

現代の大人や子どもにとっては、ここからが肝心です。この敗訴をうけ、厚生省はワクチン戦略を練り直しました。

まず、学童への強制接種や集団接種を廃止し、他のワクチンも含め、すべて「任意接種」としました。現在「ワクチン接種の努力義務」が叫ばれることがありますが、実質は任意接種です。

そのかわり、**ワクチンの副作用で亡くなったり、後遺症が生じても、打つか打たないかは本人（または親）が決めたことだからと、国は責任を負わずにすむようになった**のです。「ワクチン事故・自己責任の原則」です。

そしてインフルエンザワクチン接種の主たるターゲットを、大人に広げました。これでワクチン製造量は急上昇、いまでは年間6000万回分ものワクチン（編集部注：2022年は約7000万回分）が打たれるようになりました。

それにしても怖いのは副作用です。そこで厚労省と製薬会社は、ワクチンの製法を変更しました。それまではインフルエンザウイルスの全体を使って製造していたのですが（＝全粒性ワクチン）、ウイルスを薬品で処理して一部のみ使う「スプリットワクチン」に変更したのです。

結果、ワクチン業界の人たちが「**いまのインフルエンザワクチンは、水のようなワクチンだ**」というほどになりました。ワクチン効果が、まるで水を接種しているように何もない、という意味です。

ところがワクチンというものは、**たとえ効果が水のようであっても副作用は生じます。**そのため添付文書にあるように、自己免疫疾患が多々引き起こされるのです。

ワクチンの「添付文書」に絶対に記載されない副作用例

さて、ワクチン副作用の具体例はもう少しあと回しにして、副作用の報告制度を簡単に解説しておきましょう。新型コロナワクチンによる副作用死の問題にも、大いに関係するからです。

ワクチン禍の裁判が終わったあと、当時の厚生省は、新たな報告制度をつくりました。ワクチンの副作用、もしくはその疑いケースに出くわした医師や製薬会社に、①厚生省（現・厚労省）に報告させ、②厚生省は傘下のワクチン専門家からなる「審議会」に各ケースを検討させ、③審議会がワクチン副作用かどうかを判断する、という制度です。

この制度がきちんと働いていればいいのですが、現実には「副作用隠し」のための制度になっています。実例を3つ挙げておきましょう。

●2009年の新型インフルエンザ流行のとき、ワクチン副作用死、もしくはその疑いと報告された130件を超えるケースのなかで、審議会が副作用死と認めたケースは1件もない。ワクチン接種して5分後に亡くなったケースも、副作用死と認められなかった。

●クリニック内を走り回っていた10歳の男の子が、日本脳炎ワクチン注射5分後にクリニックのソファで心肺停止しているのが発見された。しかし審議会は、副作用死と認めなかった。

●新型コロナワクチンで、副作用死もしくはその疑いと医師らが判断した1700件以上のケースで、審議会が「副作用死」と認めたケースは1件もない（編集部注：2023年1月25日時点で1967件。また、同年1月時点で、合計20人に一時金支給を決定）。

新型コロナワクチンの問題はあとで検討します。

なぜ厚労省と審議会が副作用死を、めったに認めないのか。

それこそが、ワクチンの振興策だからです。

種々のクスリは一般に、痛い、苦しいなどの症状があって困っている病人が飲むものです。処方されたクスリに多少の副作用があると知っても、病気であればクスリを飲む人が大多数でしょう。

これに対し、ワクチンは感染症予防のために、健康な大人や子どもでも打つものです。もし副作用で死ぬことがあると知ったら、打つ人は激減するはず。

審議会で「死亡」とか「急死」が副作用と認められたら、厚労省は「添付文書」の「重大な副作用」欄に、それを載せなければならない。

実際、認知症（＝ボケ）のクスリ「アリセプト」の添付文書には、重要な副反応（＝副作用）として「原因不明の突然死（0・1％未満）」が載っています。

認知症のクスリの場合は、ボケている本人は何のクスリかわからず、たとえ突然死しても遺族がことを荒立てることはまずないでしょう。それもあって厚労省は、堂々と添付文

書に記載したのだと思います。

しかしワクチンの場合には……。

ワクチン接種を検討している本人や親御さんが「突然死がありうる」と知ったら、どういう行動をするか、十分予想できますよね。

それがわかっているので、**厚労省と審議会は、できる限り「死亡例」や「急死例」を副作用と認めず、ワクチンを売り伸ばそうとしている**、としか考えられない。

この方針のもとでは、「死亡」以外の副作用もできるだけ認めないことになります。

ただ僕はこの問題については、以前、十分に書いてきました。『ワクチン副作用の恐怖』（文藝春秋）がそれで、審議会の委員や厚労省の係官が、どのような会話ややり取りをして、副作用のケースを闇に葬っているのか、実例を挙げて詳しく解説しています。

本書では紙幅の制限があるので、この問題についてはここまでとし、ワクチンによる自己免疫疾患の話に戻ることにしましょう。

インフルエンザ以外のワクチンで生じる自己免疫疾患

先に、インフルエンザワクチンの添付文書にある自己免疫疾患を紹介しましたが、そのリストは不完全です。

川崎病や眠り病など、インフルエンザワクチンで生じることがある、その他の自己免疫疾患が挙げられていないからです。また、他の数々のワクチンで生じるものもあります。

そこで、インフルエンザ以外のワクチンでも生じる自己免疫疾患を列挙し、簡単な解説を加えます。

なお「死亡」や「突然死」は、ほぼすべてのワクチンで生じます。が、死亡の原因が自己免疫によるとは限らないので、次の章で検討することにしましょう。

【その他の自己免疫疾患】

●川崎病

前述した川崎病は、ウイルスなど病原体を攻撃する免疫細胞が、自己の血管を攻撃して生じる、血管系の自己免疫疾患です。

ワクチンには、病原体の成分の全部、あるいは一部が使われているので、自己組織に反応（結合）する免疫細胞が活性化され、川崎病を引き起こします。

この川崎病の一部（ないし大部）が、インフルエンザワクチンをはじめ、各種ワクチンを原因として生じることについては、前掲拙著（『ワクチン副作用の恐怖』）で詳しく解説したので、ここでは繰り返しません。

問題は、小児科医らが「川崎病の原因は不明である」などといって、川崎病がワクチンで生じることを認めないことにあります。しかし医学論文や学会発表などには、ワクチン接種後に生じた川崎病のケースが多数載っているのです。**医師のあいだでは、川崎病がワクチンで生じることは常識化**しています。

なぜ、医師たちと一般人（とくに親御さん）とのあいだに、こうした情報ギャップがあるのか。

私見ですが、**ワクチンが小児科医らの生命線**だからです。

今日、少子化傾向がさらに著しく、子どもの数はどんどん減っています。そのうえ、子どもたちは健康で病気になりにくく、なかなか病院やクリニックに来てくれない。そうした状況で**集客装置、手間賃稼ぎとして最も効率がいいのがワクチン**なのです。

そのうえで、ワクチンで川崎病が生じることがある、どころではなく、かなりその確率が高いことを親御さんたちが知ったらどうなるでしょうか？

医師たちが、仲間内では情報を共有しても、マスコミを含め外部には情報を漏らさない理由の一端がここにあります。

●眠り病（ナルコレプシー）

場所や状況を選ばず、日中に強い眠気発作を起こす病気で、社会生活が困難になります。**ナルコレプシーは、インフルエンザに感染したあとにも発症する**ことがあり、自己免疫疾患と考えられています（Ann Neurol 2011:70:410）。

そして、2009年の新型インフルエンザ流行に際し、急いで製造されたワクチンで多数の子どもがナルコレプシーを発症したのです。発症率はワクチンを打っていない子らの12・7倍にもなりました

発症率が高くなったのは、ワクチンに強力な免疫増強剤「アジュバント」が使われていたからだと考えられています（Plos One 2012:7:e33536）。

●多発性硬化症

多発性硬化症も脳の病気です。脳や脊髄の神経細胞がおかされ、解剖すると病変部が硬くなっているので、この病名がついたといわれています。

視力低下、四肢《しし》の運動マヒ、感覚障害、けいれん、手足のしびれ感など多様な症状を発し、認知機能が低下することもあります。この多発性硬化症が、B型肝炎ワクチン接種で急増した国があります。

フランスで、思春期以降の人たちに性感染症であるB型肝炎のワクチン接種を開始したところ、多発性硬化症の発症が大幅に増えてしまったのです。それまで健康にすごしていた人たちの言動がおかしくなったので、多発性硬化症とわかったわけです（Immunol Res 2014:60:219）。

これに対し、**日本ではB型肝炎ワクチンは乳児に打たれています。乳児が成人する過程で、その言動がおかしいことに気づいても、ワクチンとの関係を疑うことはない**でしょう。

第1章でも触れたように、いま日本では、乳児が就学するまでに、各種ワクチンを最大40本前後、打つことになります。そのなかには脳の自己免疫疾患を引き起こす可能性があるものが何本も含まれています。

近時の、言動がおかしい子どもが増加していると言われる現象も、この面から再検討する必要があるでしょう。

●自閉症

自閉症は、他者とのコミュニケーション能力がとぼしくなり、こだわりが強くなるなど、脳機能が障害された病態です。原因として、遺伝的素質が考えられますが、各種ワクチンとの関連も疑われています。

とくに問題とされるのは、アジュバントとして「アルミニウム」を含有する「不活化ワクチン（死菌ワクチン）」です。アジュバントによって格別に活性化された免疫細胞が脳組織を攻撃して生じる、自己免疫疾患ではないかと。

ある研究者は、**①イギリスやアメリカなど自閉症の多い国の子どもは、ワクチンによるアルミニウムの摂取量が多い、②アメリカでは、過去20年間、ワクチンによるアルミニウム摂取量の増加と、自閉症の増加とが著しく相関している**などの根拠を挙げ、アルミニウムアジュバントと自閉症とのあいだには因果関係がありそうだ、としています（J Inorg

Biochem 2011:105:1489)。

またイタリアでは2件の裁判で、ワクチンと自閉症との因果関係が認められています。1件は、MMR（麻疹、百日咳、風疹）3種混合ワクチン。もう1件は百日咳、ジフテリア、破傷風、ポリオ、B型肝炎、ヒブ（インフルエンザ菌b型）に対する6種混合ワクチンです（詳しくは前掲拙著）。

第5章

命と健康を一生脅かす「ワクチン」と「副作用」の真実

ワクチンを学ぶことは免疫全般を理解すること

2020年からの新型コロナウイルス、そして翌年から始まったワクチン接種と副作用にまつわる大騒ぎ。

「健康不安」が集団パニックを起こした3年間でした。ワクチンは救世主として登場し、いま「殺戮兵器」とまで言われています。

この私たちのからだ、健康、生活に多大な影響を与え続けてきたワクチンと、「健康不安」から身を守る防具でもあり、打ち勝つ武器でもある「免疫」との関係を中心に、そのさまざまな真実について迫っていきましょう。

端的に言うと、**ワクチンは免疫作用のかたまり**です。その効果も副作用も、免疫システムの働きを媒介として生じるからです。ワクチンを学ぶことは、免疫全般を理解するに通じる、といえます。ただ、各ワクチンの副作用だけで1冊を要するほど、この分野は広大です（例として前掲拙著『ワクチン副作用の恐怖』文藝春秋）。

そこで、ワクチンの「接種する必要性」「有効性」「副作用」の3要素にポイントを絞りましょう。

また繰り返しますが、現代は子どもが学齢に達するまでに40本ものワクチンが打たれる時代なので、本章での検討は代表的なものに絞ります。最初に、主として子どもに打たれるワクチンについて、後半でインフルエンザなど大人にも打たれるワクチンについて解説します。

最初に紹介する**「天然痘」は、すでに根絶された感染症です。が、そのワクチンは世界初のもの**です、知っておく価値があります。

天然痘ワクチン——1980年にWHOが出した「世界根絶宣言」

19世紀より前、世界中の人びとは「天然痘」と「麻疹」を恐れていました。「天然痘は器量定め、麻疹は命定め」であると。

天然痘は治っても、顔を含む全身に「瘢痕《はんこん》（＝アバタ）」を残すからです。ウイルスに感染すると、全身の皮膚に「水疱《すいほう》」ができ、それが膿を持ち（膿疹《のうしん》）、やがて深い瘢痕になるのです。

かつて、日本でも西洋でもアバタ顔の著名人が多く、肖像画にはアバタを描き込まないという暗黙の取り決めがありました。イギリスを繁栄に導いたエリザベス1世（1533～1603）も天然痘にかかり、アバタを隠すため、顔を能面のように白塗りしていたといいます。

しかも、**天然痘は死亡率が高い。国や時代により、感染者の20～50％が死亡しています。天然痘も「命定め」であった**のです。

天然痘のワクチンは、イギリスの医学者であったエドワード・ジェンナー（1749～1823）が原理を思いつき、実用化しました。

当時イギリスには、牛にできる天然痘の類似疾患「牛痘」にかかった農民は天然痘にかからない、という言い伝えがあり、それをヒントに、ジェンナーは使用人の子どもに牛痘から採取した膿を接種したのです。

それからしばらくして、その子どもに人間の天然痘からとった膿を接種すると、天然痘は発症しませんでした――天然痘ワクチン接種（＝種痘《しゅとう》）の誕生です。1796年のことでした。

これにより世界各国で、天然痘の発症は減りました。第2次世界大戦後も、流行を繰り返していましたが、やがて根絶に向かいます。

日本では、敗戦直後の1946年に、1万8000人ほどがかかった流行があり、3000人が亡くなっています（死亡率：17%）。その後、**種痘の徹底によって、1955年を最後に国内での発生はなくなりました**。

世界を見ても、WHO（世界保健機関）が展開した種痘の普及戦略が成功し、WHOは1980年に、天然痘の世界根絶宣言を出しました。

天然痘根絶後も続けられた種痘による悲劇

しかし、ものごとには光があれば影もあります。**種痘はひどい副作用が多発**するのです。

たとえば日本で、1947〜1948年の天然痘発症者は405人。その多くはアバタは残したものの、死なないですんでいます。

これに対し、**その2年間の「種痘後脳炎」の発症者は約600人。うちほとんどが乳幼児で、生きのびても、重度の知能低下や四肢マヒが残りました。**

なぜ種痘で脳炎が生じるのか。

ワクチンとして使用される牛痘ウイルスは、生きたウイルスなので、脳組織に入り込みます。それを免疫システムが検知して、ウイルスを殺すために反応し（＝炎症）、ウイルスが潜んだ神経細胞まで殺してしまうからです。

一番の問題は、天然痘が根絶されても、種痘が続けられたことでしょう。**国内では、最後の天然痘患者が1955年ですが、種痘が中止されたのは1976年な**のです。その間、ひどい副作用が多発しています。

厚生省（当時）が実施した全国調査では、1965年からの9年間で、脳炎（脳症）の発生は184人。うち死亡したのが50人（死亡率＝30％）。生き延びた子どもも、重い後遺症を残しました（小児感染免疫 2008;20:65）。

天然痘は、ワクチン中止の20年以上前に根絶していたので、これはあまりに理不尽です。厚生省やワクチン専門家はいったい何を目的として、種痘を続けたのでしょうか。そもそも全国民へのワクチン接種以外に、天然痘を根絶する方法はなかったのか。

他方で種痘の危険性を察知したためでしょう。自分の子に種痘を受けさせない親たちもいました。**国民の「接種義務」が存在した（1965年からの）9年間に、乳幼児の接種率は6割でしかなかったのです。すでに不要となっていた種痘を避けるという、その判断は正解**でした。

小児麻痺（ポリオ）ワクチン――抜群だった生ワクチンの効果

小児麻痺は、ポリオウイルスが口から入り（＝経口感染）、主として子どもの手足に急性のマヒを引き起こし、後遺症として運動マヒ（下肢《かし》マヒが多い）が残る感染症です。

全世界で見られましたが、日本でも、敗戦後しばらく流行が続きます。ただし海外では、すでに弱毒化したウイルスを用いた「生ワクチン」が開発されていました。

そして60年代、日本の流行はひどくなり、自分の子どもをポリオにかからせたくないと、母親たちが立ち上がって国会デモをしたりして、政治問題化しました。結果、ソ連（現ロシア）から生ワクチンの緊急輸入が実現し、ポリオウイルスは根絶されたのです。

図2　ポリオの届け出患者数

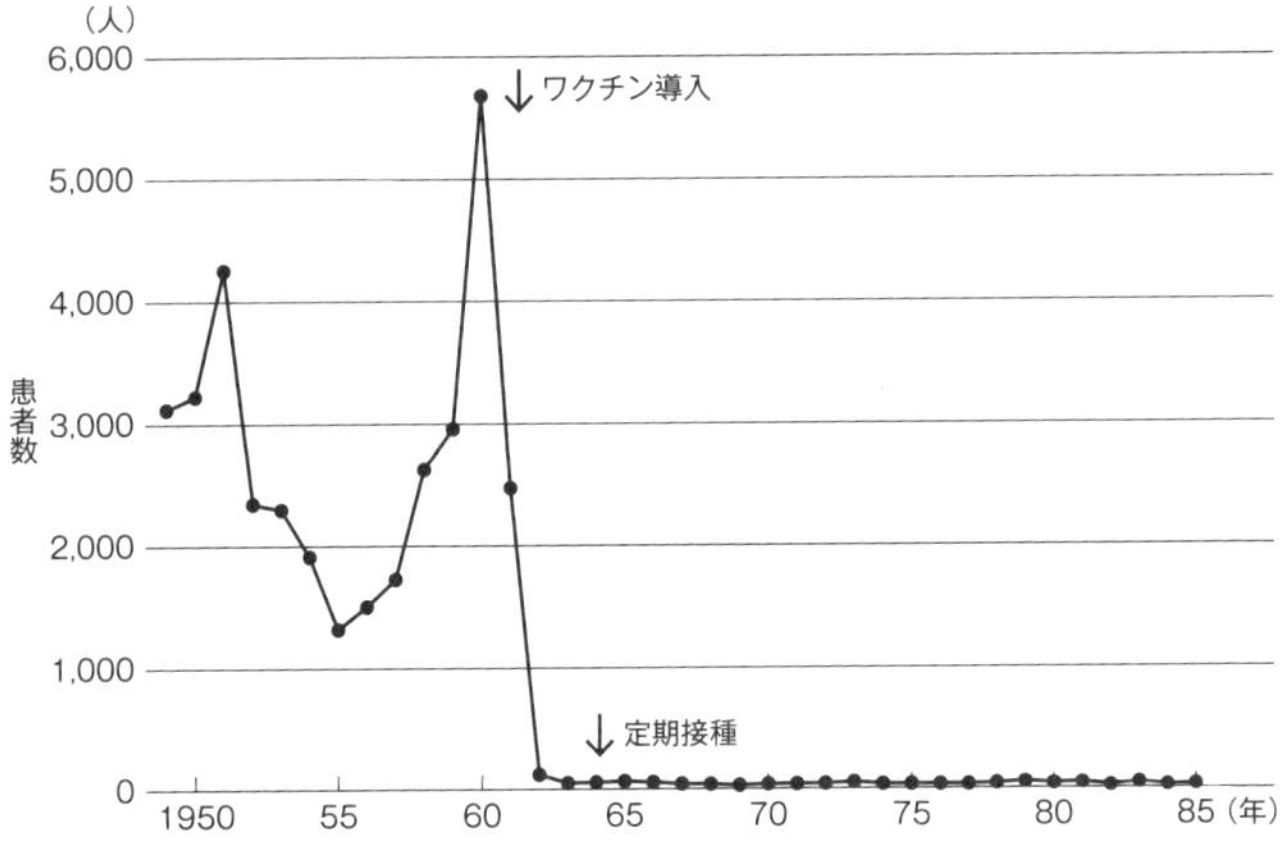

出所：小児感染免疫 2007;19:189

上の図2を見ると、いかに生ワクチンの効果が高かったかがわかります。緊急輸入を決めた当時の厚生大臣は偉かった、といえます。

なお、ポリオと天然痘とでワクチン効果が抜群なのは、弱毒化した、生きたウイルスを使っているからです（＝生ワクチン）。

生きているウイルスであるため、それに対する免疫システムの反応は、からだに元祖ウイルスが入ったときとほぼ同じになり、第2章で説明した「メモリー細胞」も十分残って、かなり長く続く免疫を獲得できるのです。

でも、その先がよくなかった。

ポリオの感染が終息してから、子どもたちへの接種（＝定期接種）が開始されたのです（同図）。そして、**ワクチン成分が生きたウイルスであったため、接種された子に四肢マヒが起きたり、ウイルスが子から親にうつって、親に四肢マヒを起こしたりしました。**

２００１年からの10年間に見られた21件のマヒは、すべてワクチン株によるものでした（厚労省認定分）。それを知った母親たちによる「不接種運動」が起こったのです。

そして２０１２年、ようやく生ワクチンをやめたと思ったら、「不活化ワクチン」に代えて定期接種が続けられることに。日本の製薬会社が開発した不活化ワクチンが、この時期、厚生省に承認されたからですが、不活化ワクチンならずっと前から外国製があったのです。

しかも**不活化ワクチンは、注射しても効果が低いことがわかっている。そのため計４回も注射する決まり**です。

そもそも生ワクチンの効果で、世界各国のポリオは根絶されており、ウイルスが生き残っているのはパキスタンとバングラデシュくらい、という状況でした。

ポリオウイルスは、「経口→糞便→汚水→経口」というルートで感染するので、上下水道が整った日本では、感染することはありえない。
だから**不活化ワクチンも、日本の子どもには一度も注射する必要がなかった**のです。

こういうワクチン行政の実態からは、厚労省やそれに助言する専門家らの内心が透けて見えます。ワクチンに関連するさまざまな決定は、国民のためではなく、製薬会社・専門家・厚労省からなる「ワクチン業界」の繁栄をはかるためといえます。

ポリオ生ワクチンをなかなか中止しなかったのも、不活化ワクチンの開発が遅れていた製薬会社を守るため。無意味な不活化ワクチンを4回も打つようにしたのも、製薬会社保護のため、と考えれば得心がいきます。

結核ワクチン「BCG」——死亡率減少にまったく寄与しなかった接種

かつて「死病」と恐れられた結核は、ウイルスではなく細菌（結核菌）によって引き起こされます。

それで20世紀の半ばに、生きているウシ結核菌を用いてBCGがつくられました（＝生ワクチン)。ただBCGの開発は、時期を逸していたのではないか。

それを思わせるのが、イギリスでの結核死亡数の推移です。

イギリスは18世紀後半に産業革命が起こると、大勢の人びとが都市に集められ、重労働を強いられました。そのため結核がまん延し、毎年、100万人あたり4000人以上が死亡したといいます。

結核の感染率や死亡率が高かったのは、①人びとが密集して暮らし、労働していたこと、②生活・労働の環境が不衛生だったこと、③人びとの栄養状態が劣悪だったことなどが、その理由です。

しかし、それらの問題性が認識され、環境条件や栄養状態が改善されるとともに、結核死亡率は徐々に落ちていき、ゼロに近づきました。

次ページの図3をご覧ください。イギリスでの結核による死亡率は、医学的な働きかけなしに、自然に減っています。

結核を減らすために必要なのは、「抗菌薬」でも「ワクチン」でもなく、人びとの栄養状態や暮らしぶりの改善だったのです。

図3　イギリスにおける結核による死亡率

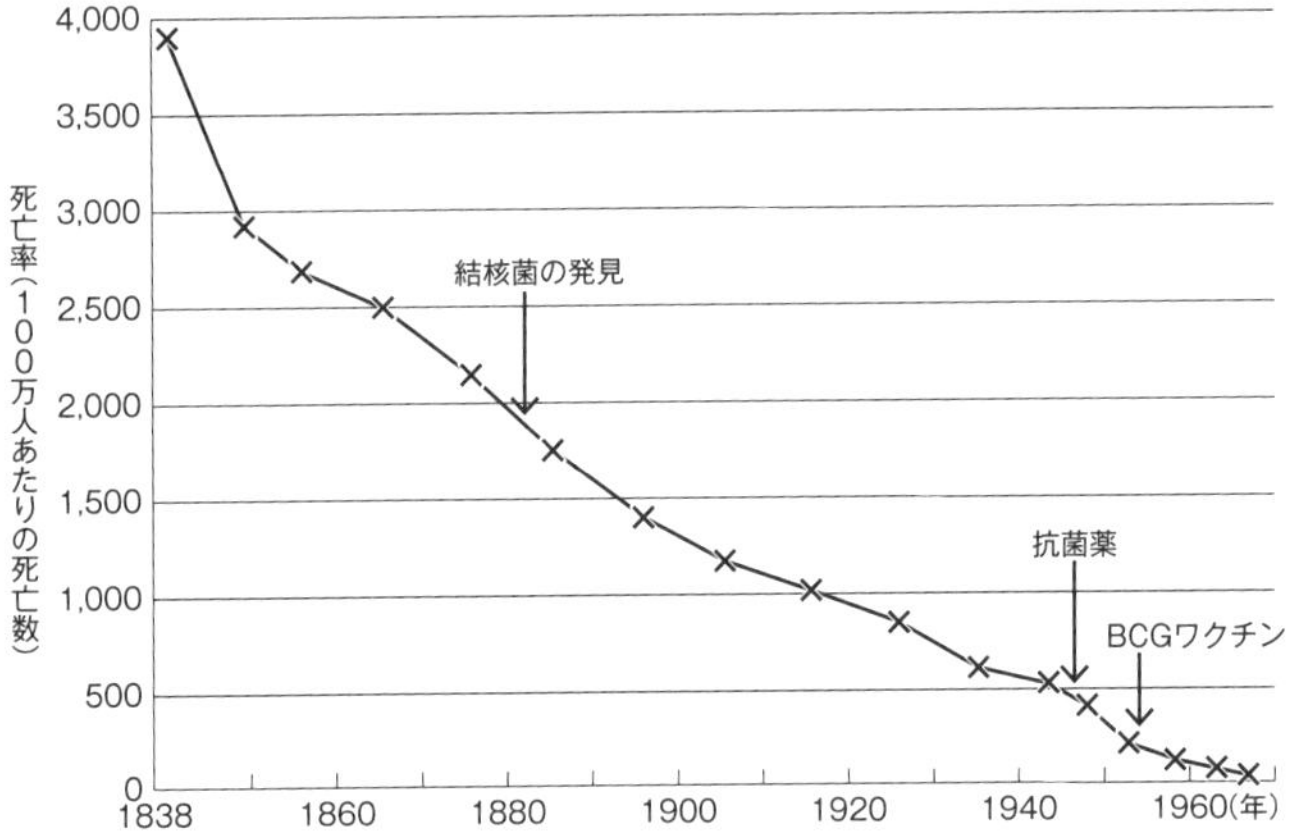

出所：『The role of medicine』 Thomas McKeown

図4　日本での結核の死亡率

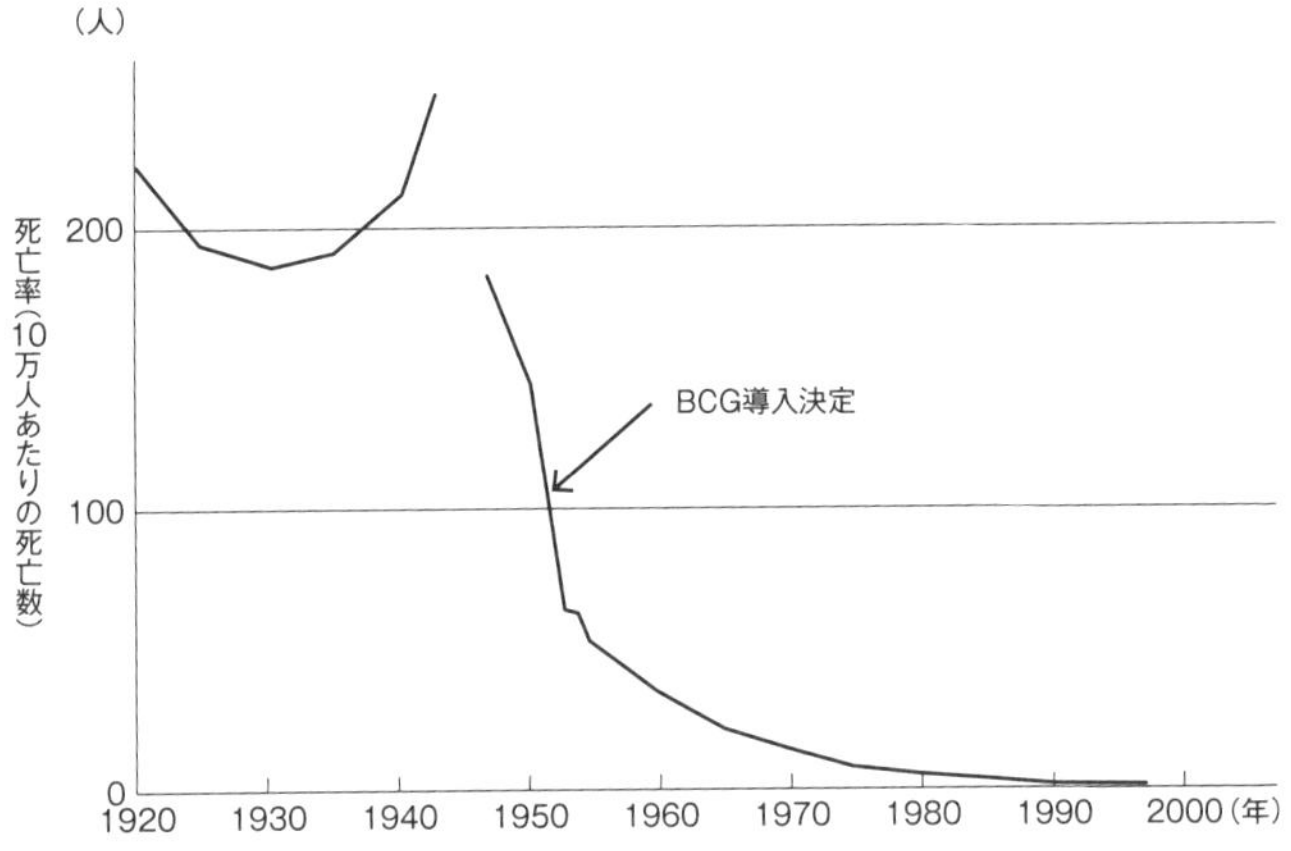

出所：厚生労働省 人口動態統計（1944〜46はデータなし）

日本でも同じことが起こりました。

第2次世界大戦までの日本は、結核死亡数が100万人あたり200人前後と、きわめて多かったのです。これは、食料品の欠乏や、衛生・労働環境が劣悪だったためでしょう。ところが戦争が終わり、経済復興に向かうとともに、結核による死亡数は急減しました。前ページ下の図4は、日本での結核死亡数の推移です。結核死亡数は、わずか10年で5分の1ほどに激減し、その後も減少を続けていったのです。

BCGは、この死亡率の激減期の後半に導入が決まったのですが、全国民への実施はさらに数年を要し、結核の激減に寄与していないことは自明です。それなのに日本は、今日にいたるまでまだ続けている——その理由は……言うだけ野暮《やぼ》でしょう。

ワクチンを打ってウシ結核になる本末転倒

肝心なことにBCGは、「比較試験」をしても、その「有効性」が不明です。

比較試験というのは、千人、万人単位の結核未感染者を集めて二分し、片方にはBCG

を、他方には「プラセボ（＝偽薬《ぎやく》、生理食塩水）」を打つ研究方法です。ＢＣＧによって結核を予防できるか、世界では多くの比較試験が実施されてきました。

そのうち**代表的な10件の比較試験を集めて解析した研究者によると、「有効」といえる結果は４件しかなく、６件は「無効」という結果でした。これではＢＣＧ接種に「科学的根拠」はない、と言うしかない**でしょう。わが国でＢＣＧを推進してきた人の解析なので、相当に信用できます（結核 1997;72:629）

現在、ＢＣＧは、もっぱら乳児に打たれていますが、結核が発症するのは主として大人で、とくに高齢者が多い。

なぜかというと、**戦中・戦後に結核にかかって治った人たちの肺に結核菌が潜伏していて、本人（宿主）の高齢化により免疫が落ち、結核菌が再び活動を始めるから**です。

一方で、核家族化が進み、結核菌を保有する高齢者などとの共同生活が廃《すた》れたためでしょう。乳幼児はほとんど発症しません。

２０１９年の全国統計では、新たに結核になった人は1万４０００人。そのうち０〜４歳児は19人。ゼロ歳児に限れば４人ほどです。死亡したケースはありません（厚労省発表）。

これに対し、**ＢＣＧを打ったゼロ歳児には、さまざまな重い副作用が出ており、死亡するケースもあります**。特筆すべきは、「ウシ結核」の症状が年間20件近く生じていること。ヒト結核を避けるために、効果があるか不明なＢＣＧを打ち、ヒト結核の5倍ものウシ結核を発症させるのでは本末転倒としか言いようがありません。

麻疹ワクチン――死亡率ゼロになってからの導入という悲喜劇

麻疹も、ウイルスによって生じる感染症で、①高熱と、②全身に赤い発疹が見られます。

麻疹ウイルスは、周囲の人に感染する力が強く、たいていの子どもが感染し、その後は一生、二度目の感染はないとされました。それゆえ、第1章で紹介したように、「二度なし病」という異名があります。

ただ実際には、何度も感染していたようです。最初の感染で得た免疫は、ときの経過とともにだんだん落ちていきます（つまりメモリー細胞が減っていく）。

そのため二度目の感染もあるし、長生きすれば三度、四度とかかるようです。しかし―

図5　イギリスでの子どもの麻疹死亡率

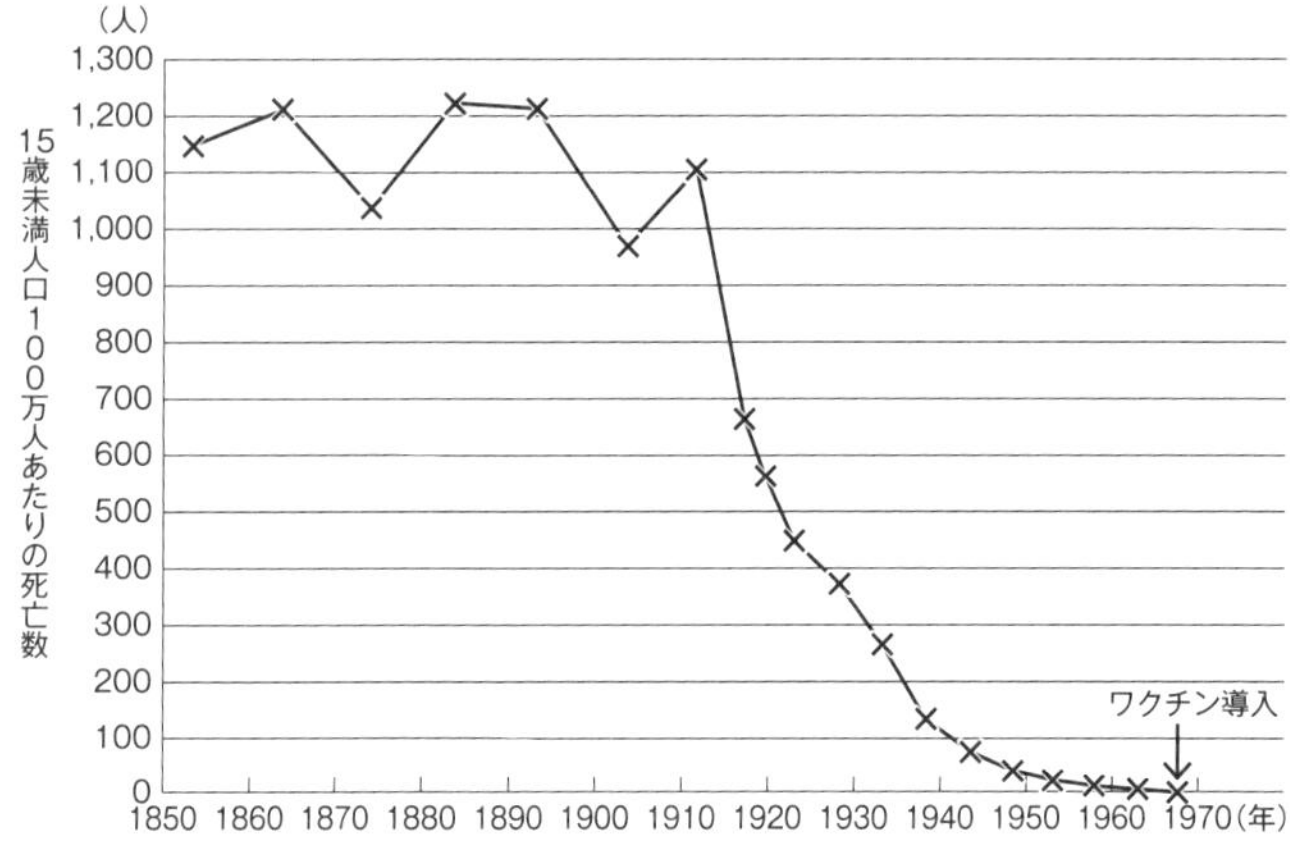

出所：『The role of medicine』Basil Blackwell, 1979

度経験したウイルスなので、免疫システムに記憶が残っている分、２回目以降の症状は軽く、普通の風邪と見分けがつかなかった、と考えられています。

かつて麻疹は、その高い死亡率から、全世界で恐れられました。日本では、「麻疹は命定め」と言われていたことは前述したとおりです。

ただ、その高い死亡率も、20世紀になって人びとの栄養状態や生活環境がよくなるにつれ、自然と減少していきます。

図5をご覧ください。イギリスでの子どもの麻疹死亡率の推移です。

１９１０年代までは高い死亡率だったの

が、それ以後、死亡率は急減し、1960年代にはほぼゼロになっています。じつは**麻疹ワクチンは、この死亡率がゼロになったあとに導入されたの**です。

日本でも事情は同じです。

戦後すぐは多かった麻疹の死亡数が、自然に減少してゼロ近くになってから、ワクチンが導入されています。

死亡率が減るのは、子どもたちの栄養状態がよくなったからでしょう。免疫システムがうまく働いてくれるためには、やせていてはダメなのです。

さて、ここからは、子ども専用のワクチンから離れ、大人にも使われるワクチンについて解説します。

最初は「肺炎球菌ワクチン」です。

肺炎球菌ワクチン――比較実験でわかった「打つ必要性なし」

日本の高齢者の死因として、「肺炎」が上位にきます。なかでも「細菌性の肺炎」が多く、「肺炎球菌」によるものが最多です。

そこでワクチンを打って、高齢者が肺炎によって死亡するのを防ごう、というアイデアが生じたのは自然なことです。

では、ワクチンは死亡を防げるのか。

「比較試験」が世界で数件、実施されています。

最大規模のものは、オランダで実施された比較試験で、65歳以上の（在宅の）男女8万4000人を2組に分け、片方には「プラセボ」を注射し、他方には肺炎球菌ワクチンを打って、4年ほど経過を見ています。

結果、総死亡数はというと、

【総死亡数】

プラセボ群　　３００５人
ワクチン群　　３００６人

と、変わりませんでした。念のため、肺炎球菌による死亡数を見てみると、

【肺炎球菌肺炎による死亡数】

プラセボ群　２人
ワクチン群　２人

と、同数でした（N Engl J Med 2015;372:1114）。

4万人以上にワクチンを打ってこの結果では……。

普通に日常生活を送っている人は、たとえ高齢でもワクチンを打つ必要がないし、打っても効果がないといえます。

――虚弱高齢者にワクチンは無効どころか有害

でも日本では、高齢でほとんど自宅で生活している人にすら、「ワクチン接種のおすすめ」がポストに舞い込みます。すでに打たれた読者も少なくないはずです。

それはどういうわけなのか。日本で実施された比較試験があるからです。高齢者への肺炎球菌ワクチン接種を（厚労省が）承認するに際し、決め手となった試験です。

試験では、介護施設に入所している虚弱な高齢者１００６人を2組に分け、比較しています。結果、肺炎球菌肺炎による死亡数などがワクチン投与で減ったとされています。そのことを根拠に厚労省により、高齢の国民全員へのワクチン接種が承認されました。

しかしこの試験は、評価項目によって被験者の人数が変動するなど、信頼しがたい研究報告です。

ただし「総死亡数」は信頼できるでしょう。被験者が死亡した事実は、誰にとっても明白なので、誤魔化しがきかないからです。

そこで総死亡数を見ると、

【総死亡数】

プラセボ群　80人

ワクチン群　89人

と、なんとワクチン群で増えていました（BMJ 2010;340:c1004）。もし肺炎球菌肺炎による死亡数が（論文記載のように）減っているのだとすると、それ以上に「副作用死」が増えて、総死亡数を押し上げたことになります。これでは「無効」という以上に「有害」でしょう。

この、施設に入居している虚弱高齢者にはワクチンは「無効」「有害」という試験結果を元に、**なぜか日本では、元気な在宅高齢者にまで肺炎球菌ワクチンを打つことが承認されてしまった**のです。

専門家・製薬会社・厚労省からなるワクチン業界の策謀は計り知れませんね。他方で日本の介護施設では、ワクチン接種により高齢者がバタバタと亡くなっているはずです。

インフルエンザワクチン――年6000万回というムダ、有害の極致

感染症のなかでは、新型コロナの登場前まで「インフルエンザ」が最も恐れられていましたね。そのためでしょう、ワクチンも年間6000万回近く打たれていました。

ただインフルエンザワクチンは、打つ必要性自体が疑わしいのです。

患者数の推移から、そう言えます。

次ページの図6をご覧ください。日本でのインフルエンザの、毎年の診断数（=患者数）をグラフにしたものです。戦後しばらく診断数が多かったのが、だんだん減っていき、90年代末には消滅しそうになっています。

ところが2000年代になると、インフルエンザの診断数が急増しています。この変化の原因を探ると、ワクチンの必要性が見えてきます。

戦後の、ウイルスの存在を確かめる検査法がない時代、インフルエンザはその症状から診断されました。

「発熱」「頭痛」「関節痛」などの自覚症状が激しいと、「インフルエンザ様《よう》の疾患」と診断されたのです（以下、インフルエンザと略記）。

つまり図6において、インフルエンザ診断数が減っているということは、激しい自覚症状を発する人が減ってきたことを意味します。

理由は、前述した結核や麻疹などの死亡数が自然に減った現象と同じでしょう。**戦後の経済復興にともない、国民の栄養状態と健康状態がどんどん改善し、人びとの免疫システ**

図6　日本におけるインフルエンザ患者数の推移

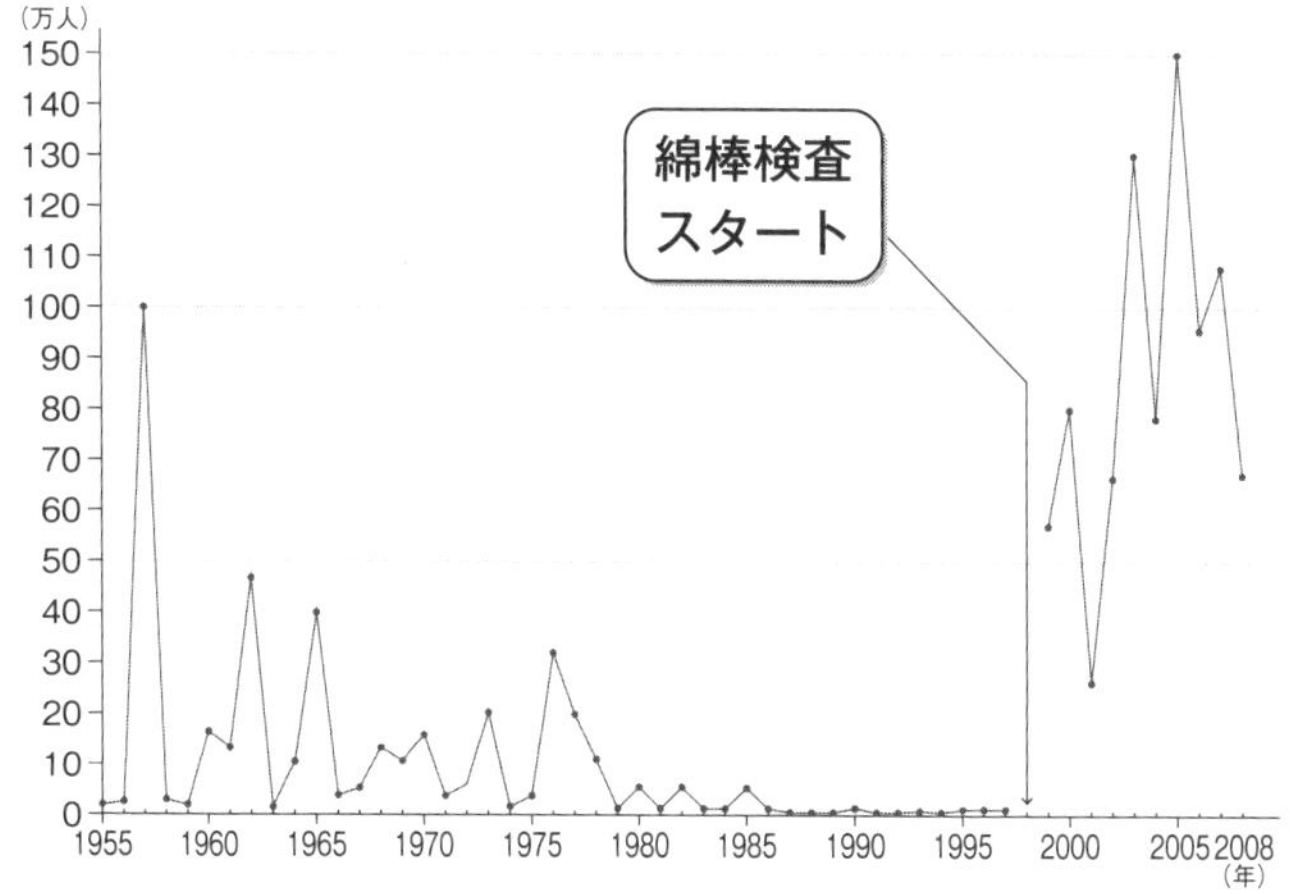

出典：厚生労働省

ムの働きが円滑・順調になったためだと思います。

ただ診断数が減ったことは、インフルエンザ自体が減ったことを意味しません。インフルエンザにかかっても、症状が弱いため、「普通の風邪」と見分けがつかない。言い換えれば、鼻水や熱などが出て「風邪かな」と思った人のなかに、インフルエンザがまじっていたはずです。

そこに「綿棒検査」が登場しました。

インフルエンザウイルスの有無を、簡単・迅速に検査できる、綿棒を使った「簡易キット」が開発され、医療現場に導入されたのが1999年ごろです。

先の図6からは、21世紀になってインフル患者数が激増したのが一目瞭然です。しかしいくらインフルエンザと診断されても、症状からは「普通の風邪」と見分けがつきません。

その後、新型コロナの流行以降、インフルエンザの診断数が減ったと、たびたび報じられました。2020年11月から2021年にかけてのシーズンには、インフルエンザの報告数は前の年の100分の1〜1000分の1になったのです。

その理由として、専門家たちはいろいろな可能性を挙げていましたが、1つだけ言わないことがありました。それは、**人びとはコロナに感染するのを恐れて簡単には医療機関に行かなくなった。さらに、医療機関にはコロナに専念してインフルエンザの「綿棒検査」をやめろ、という指令が飛んでいた**、という事実です。

検査をやめればインフルエンザは「普通の風邪」「ただの風邪」と見分けがつかなくなることを、新型コロナ禍が教えてくれたわけです。

普通の風邪になり下がったインフルエンザであれば、ワクチンを打つ必要性はない、と言えます。しかし、現実にはいまだに年に6000万回も打たれているワクチンですから、それにまつわる出来事を少し解説しておきましょう。

脅して、あおって国民を食い物にするワクチン業界

前章で説明したように、日本で戦後にインフルエンザのワクチン接種が始められたとき、対象となったのは「学童」でした。

理由は2つあり、1つは、子どもらのあいだでインフルエンザが流行するのを防げば、ウイルスが大人社会に入り込んで流行するのを防ぐことができる、という「防波堤理論」ないし「社会防衛論」です。こちらも、前の章で説明しましたね。

もう1つは、ワクチン関係者が口に出して言わないことですが、そのころは、とにかく学童の数が多かった。そのため、学校でまとめて打てば効率がいいぞ、と。

それで、学童への接種が「法律化」され「義務化」されたわけです。

ところが「脳症」が出たり、死亡するケースが相次ぐ「ワクチン禍」が生じました。

他方で大規模な疫学調査により、防波堤理論は間違いだとわかり、ワクチン被害者たちが起こした裁判では、国の責任が認められたのです。

それらの結果、ワクチン接種者はどんどん減っていき、一時は1500万本を超えたワ

クチン製造量も、1994年には30万本にまで激減しました。

するとワクチン業界は、ここから体制を立て直し、巻き返しをはかります。

まず法を改正して「集団接種」をやめ、インフル以外のワクチンを含め「個別接種」とします。そして、「強制接種」もやめ「任意接種」としました。

このことにより、何か事故や死亡があっても、「ワクチン接種を決めたのは各個人や親御さんだから、国には責任がない」と責任逃れが可能になったのです。「ワクチン事故・自己責任の原則」の誕生です。

そして**ワクチンの主たるターゲットを、子どもから高齢者に変更しました。人口の高齢化が目に見えていたから**です。しかし、それだけではワクチン製造量は増えません。国民各自が「自発的」に接種するよう仕向けるにはどうするか。「宣伝」するに限ります。

まず、**ワクチン業界に属する医師たちは、いろいろな機会をとらえ、インフルエンザはこんなに怖いぞ、と人びとの恐怖をあおった**。

他方で、厚労省はマスコミに情報を流し、「どこそこの介護施設で、インフルエンザで○○人が亡くなった」と報道させました。ワクチン製造量が激減した1994年あたりから「インフルエンザ関連記事」の件数は、うなぎ登りになっています。

結果、ワクチンの製造量は急回復し、前述のように年間6000万本近くが打たれるようになったわけです。

他方でワクチン業界には、「またワクチン禍が起こったらどうしよう」という懸念がありました。

そのため、毒性の弱い「スプリットワクチン」をつくることにしたのです。専門家からは「水のようなワクチン」と呼ばれているということも、前章で説明しました。

水のようなワクチンでも副作用死が続発

では、水のようなワクチンの効果と副作用はどうなのか。

20世紀末にオランダで比較試験が実施されました。

60歳以上の男女1834人を集めて2班に分け、片方にはプラセボを打ち、他方にはスプリットワクチンを打ちました（JAMA 1994:272:1661）。

結果、インフルエンザ様の症状を発した人が、100人につき4人から2人に減じています。「有効」といえる結果です。しかし両群とも、インフルエンザ様症状で亡くなった人は1人もいなかったのです。

インフルエンザ様の症状を出す人が少ない集団では、ワクチンがたとえ有効でも、そもそも、それを打つ意味や必要性があるか疑問です。というより率直に言って、打つ意味はないと言えるでしょう。

そのうえ、水のようなワクチンにも、きつい副作用があります。どんなワクチンも「劇薬」に指定されているのですから。

このインフルエンザワクチンの試験では、プラセボ群で3人、ワクチン群で6人が試験期間中に急死しています。ワクチン群で死亡数が増えた部分は、おそらくワクチンによる副作用死でしょう。

日本でも、スプリットワクチンを使いだしてからも、副作用死が続発しています。

しかし**新型コロナワクチンの場合と同じく、厚労省と副作用を認定する、厚労省傘下の「審議会」は、かたくなに副作用認定を拒んでいます。**たとえばこんな調子です。

●脳梗塞の経験がある92歳の女性。インフルエンザワクチンを接種した約10分後、いびきが生じ、意識喪失。搬送先にて死亡確認。審議会では「ワクチン接種との因果関係は不明である」と（審議会／副反応 2017・2・27）。

あまりに誤解が多い新型コロナウイルスの実態

新型コロナとそのワクチンについて、人びとにはいろいろな誤解があるようです。その数があまりに多いので、ここではどんな誤解があるのか、簡単な理由づけと結論だけ述べていきます。なお、詳しく知りたい人のためには『「副作用死」ゼロの真実 ここまでわかった〝ウィズコロナ〟の未来像』（ビジネス社）があります。

まず、新型コロナウイルスについての誤解を挙げていきましょう。

●新型コロナは恐ろしい感染症と思われている。しかし高齢者を含め、元気で健康な人にとっては「普通の風邪」もしくは「ただの風邪」

●多数が亡くなっている高齢者の大半は、入院中や介護施設にいるような「虚弱高齢者」

●虚弱高齢者は、新型コロナ以前も普通の風邪をきっかけに多数が亡くなっていた。ただ一般の人たちは、そういう事実を知らなかっただけ

●政府やマスコミは、たんに「高齢者が亡くなった」と報じるだけなので、元気な高齢者までが「自分も死ぬかも」と恐れてしまった

●日本の新型コロナ死亡率は、欧米諸国の10分の1以下で、世界最低レベル。日本人は、高齢者も含め世界一健康

●従来、風邪を引き起こしているいろいろなウイルスのなかには、すでにコロナウイルスが4種あった（＝風邪コロナ）

●風邪コロナは、遺伝子が頻繁に変異するため（＝変異株）、一度感染しても数カ月で変異株に再感染してしまう。新型コロナもそれと同じ

——新型コロナワクチン——副作用と死を招く恐るべき「有効性」

続いて新型コロナワクチンです。

ワクチンは、変異株が出現すると効果がなくなるか減じてしまう。そのため、よく変異

するインフルエンザは、それに合わせて毎年ワクチンをつくり変える。しかし新型コロナは、変異株が何度出現しても、ワクチンをつくり変えませんでした。

それでも、新型コロナワクチンに対する人々の信頼は強固です。たとえば、新型コロナに感染した、あるTV番組のキャスターが、こう話していました。

「最近、周りで4回目のワクチンを打ったばかりで感染という知人が増えているけれど、考えてみれば、ボクも4回目のワクチンを打って3週間。抗体もマックスに近いほどできていたはずなのでは、と思ってしまう」

「免疫逃避のオミクロン恐るべし。せめて重症化予防にはなると信じるしかないな、いや信じよう」

この方は5回目も打つのでしょうか。

そもそもワクチンが、オミクロン以前のウイルスに対し効果があったのかを再検討する必要があります。現在使われているワクチンは、最初に登場した「武漢株」に合わせてつくられています。

ワクチンが登場して、世界中で打たれるようになったあと、さまざまな研究発表があり、

「ワクチンの有効性」を報じています。つまり「感染を防げる」と。

しかし、こうした研究は主として「症例対照研究（発症した群、しない群の関連要因を調べて比較）」です。この研究法は、データを捻じ曲げて真実とは逆の結論を導く「バイアス（偏り）要素」に満ちているので、信頼できません。研究法で信頼できるのは、厳密な「比較試験」とされています。バイアスが入り込むのを防げるということです。

もちろん、現在使われている新型コロナワクチンは、どれも比較試験が行われています。

しかし製薬会社が実施したものなので、インチキが実行されやすく、信頼性に欠ける。

たとえば、**日本を含め世界中で最も打たれているファイザー社製のワクチン。米食品医薬品局（FDA）に提出した、承認を求めるデータつきの報告書や、研究結果を載せた論文のデータに食い違いがあり、有効性を偽ったことが明らか**です（詳細は前掲拙著）。

結局、新型コロナワクチンが有効だという話は虚偽と思って間違いありません。

百害あって一利なきワクチンによる抗体増加

ただし、ではあっても、ワクチンを打てば、そのたびに血中の「抗体」の数値は上昇します。これをもって、ワクチンが有効だという話も広まっています。

しかし、抗体価をむやみと上げることや、ワクチンを打ち続けることには害が多い。抗体価が上がるのは、抗体をつくるリンパ球が著増《ちょぞう》しているからです。でも、各人の白血球数が一定であるように、その一部をなすリンパ球の数は一定に保たれています。

それなのにリンパ球の数を増やすと、免疫システムは、それ以外の免疫細胞の数を減らして調節します。結果、免疫システムが不調になって、さまざまな疾患にかかりやすくなる。**新型コロナワクチン後の帯状疱疹《たいじょうほうしん》の増加なども、そういうメカニズム（機序）による**のでしょう。

そして「抗原原罪」です。

仮に変異株に合わせたワクチンをつくっても、それを打ったあとに生じる抗体は、初回ワクチンでつくられた抗体で、変異株向きの抗体はつくられないのです。そもそも新型コロナでは、感染を防ぐのに肝心なのは、自然免疫であって、抗体免疫ではありません。抗体量が十分あっても、感染は防げない（第2章参照）。

ワクチンでは、自然免疫を強化できないため、感染予防には無力です。だから、ワクチンを何回打っても感染し放題であるわけです。

そして「副作用」です。

新型コロナワクチンは、感染を防ぐ効果はないのに、ひどい副作用が多々あります。

しかも死亡する人も少なくない。厚労省の審議会は、1700件以上報告された死亡事例とワクチンとの因果関係を、かたくなに認めませんが、それらがまぎれもない「副作用死」事例であることは、近著（前掲『「副作用死」ゼロの真実』）で論証しました。

ただ、ここで論証を繰り返すのは、かなり長くなるし、本書の趣旨と若干離れるかと思い、繰り返しません。

巻末対談

「脅しの医療」に対抗するために

近藤誠×母里啓子

母里啓子著
『改訂版 もうワクチンはやめなさい』（双葉社、2017年）より転載

母里啓子（もり・ひろこ）

1934年、東京都生まれ。千葉大学医学部卒業。医学博士。元・国立公衆衛生院（現・国立保健医療科学院）疫学部感染症室長。感染症、ウイルス学の専門家として、インフルエンザワクチンの危険性に警鐘を鳴らし続けた。『最新改訂版 子どもと親のためのワクチン読本』『インフルエンザワクチンは打たないで！』（ともに双葉社）など著書多数。2021年逝去。

「医療産業複合体」が一般の人の恐怖心をあおっている

母里　今、日本の医療がどんどん悪くなっているような気がするんです。

近藤　悪くしているんです。インフルエンザワクチンが効く、と聞けばすぐ信じてしまう、僕がやめなさいと言っているがん検診も、いいことがあると思って受けに行ってしまう。それはそう仕向けている勢力があるから。「医療産業複合体」がね、そうさせてるんですよ。

母里　医療マフィアですね（笑）。

近藤　日本人は世界で一番長寿で健康です。その中で医療業界がどう利益を上げていくかというと、結局、健康な人に医療行為を押し付けるしかない。専門家、製薬会社、厚生労働省、機器メーカーなどからなる医療マフィアがチームプレーをして、一般の人の恐怖心をあおる。不安にさせておいて、こんないいものがありますよと鼻先にぶらさげて……。

母里　医者が足りない足りないと言っています。足りないわけがないのに。

近藤　そうですね。ところが日本の人口が減っていく中で、医者の数をさらに増やそうとしている。あきらかにこのままいくと、医師1人当たりのパイの大きさは小さくなっていく。

母里　そんな中で今、予防接種は小児科の収入源になっていて、それがなければ小児科が成り立たないようになっているんです。

近藤　製薬会社の思惑もありますね。近時《きんじ》の不況の中でも、製薬会社だけは右肩上がりで売り上げを伸ばしてきた。しかしこの先、薬たちの特許が切れ、他方で有望な新薬がなかなか出ない。ではこれから何で儲けるか、というと、そのひとつがワクチンです。それに厚生労働省も医者も乗っかっている。厚労省は結局、名もなき大衆よりも、自分たちの利益に関連している製薬業界、医者たちのほうが大事なんです。

母里　ワクチンについて厚労省に申し入れに行ったら、学会に行って医師会を説得してくれと言われましたよ。

近藤　ワクチンの補助金に1000億という金が払われてますからね。土木工事と一緒で、税金でやってる公共事業です。

母里　新型インフルエンザワクチンを輸入した時だって、厚労省はその費用は危機管理費だって言っていましたから。予防対策費じゃない。別枠でポン、とあっという間にお金が出るんです。

近藤　つまりは、国民の税金を簒奪《さんだつ》しているわけだ。

母里　国民の目をごまかして、そこにお金をどんどん入れて……。まず、最初にワクチンに高い値段をつけておき、金持ちだけ接種できるのはけしからん、こんなに怖い病気なのに貧乏人を差別してるという構図を作って、その後、公費負担に入れるんです。そのやり方が繰り返されて、どんどん予防接種が増えているんです。

近藤　ま、商売としては上手だよな。

母里　すごい上手ですよ。

解熱剤によって引き起こされていた脳症

母里　今、インフルエンザワクチンを年間約5000万人分も作っているんです（編集部注：2022年は約7000万人分）。学童の集団接種をやめた時にはよかった万歳と思ったのだけど、その時すでにもう……。

近藤　次を準備していたわけだ。まさに捲土重来《けんどちょうらい》。

母里　新型インフルエンザが来たらたいへんだという宣伝をじゃんじゃんやって、年寄りには効くとか言い出して。

近藤　インフルエンザワクチンメーカーがつぶれるような売上減になって、業界が消えてしまうと思った厚労省がやったことが、インフルエンザ脳症の調査でしたね。インフルエンザ脳症という怖い病気があるようだ、これは宣伝に使えそうだと。日本はまだサーベイランス（感染症発生の動向調査）がきちんとしていなかったから、調査班を組んで調べ始めた。結果、確かにある、怖いぞと。ところが、どうもそれは、ライ症候群と同じく解熱剤が原因ではないかとわかった。

母里　ライ症候群はアスピリンによる薬害ですね。

近藤　昔、インフルエンザで飲ませたアスピリンにより、脳がやられ、肝臓がやられることがわかり、アメリカ、ヨーロッパはアスピリンをやめたんです。そしてアセトアミノフェンなどの弱い薬に変えた。日本もアスピリンはやめたんだけど、愚かなことに、より強いボルタレンやポンタールといった解熱剤を使い出してしまった。それでかえってひどい脳症を引き起こすことになり、それがインフルエンザ脳症だったんです。その後、いろんな人が脳症と解熱剤との因果関係を指摘したんだけど、厚生労働省はついに因果関係を認めずに……。

母里　幕引いたのよね。

近藤　ボルタレンやポンタールはインフルエンザには使うなというお達しを出したけれども、インフルエンザ脳症の原因はうやむやにされた。しかし因果関係はあるんですよ。その証拠に、生理痛でボルタレンを飲んだ女性も脳症を起こしています。成人だって危ない薬ですよ。昔は医療機関で処方されていた薬が、今は薬局で手に入るでしょう。ロキソプロフェンとかファモチジンとか。危なくてしょうがないですね。

母里　怖いですね。なんでもかんでも規制撤廃で自由化自由化です。

近藤　あれは製薬会社の保護策です。特許が切れて、ジェネリックという後発薬が出るため、医療機関では値段が下がるから、先発メーカーの薬を薬局で売らせよう、それで儲けを確保させようという親ごころ。一般の人が副作用で倒れようが死のうがかまわないという、人命軽視の姿勢なんですね。

母里　ほんとに薬はそういう出し方ですね。それで日本人は薬好きだからどんどん服用してしまう。

スペインかぜの恐怖はインフルエンザではなく、薬害によるもの

近藤　インフルエンザは不安をあおることがいろいろ行われていて、鳥インフルエンザ騒ぎもそうだけど、影響力では歴史上のスペインかぜ（1918〜19年）が大きかったね。

母里　3千万人世界中で死んだ、というのがうたい文句になっていて。

近藤　これがアスピリンのせいだと言われている。

母里　最近その説が有力になってきましたね。というのは、すごい差があるんです、場所による死亡率に。たとえば輸送船。兵隊さんを運ぶ船でバタバタ死んでるんですよ。屈強な兵隊が死んだというのでとても怖がられたんですね。でも、地方ではやっても、そんなに死亡率が高くない。

近藤　当時、アスピリンは、発明したドイツに特許があったけれど、戦争だからアメリカで勝手に作られて、どんどん使われたんです。現在の医療常識からすると、アスピリンの中毒量ほどにもなる量を服用させていました。

母里　ものすごい量ですよね。日本の10倍の服用量を使ってる。

近藤　健康人でも死ぬでしょうね。その上、インフルエンザにかかっているから、さっき話に出たライ症候群の症状が出て、それでバタバタ死んでる。じつは薬害なのに、インフルエンザのせいにされて、インフルエンザは怖いぞという話になって、ワクチンやタミフルの宣伝に使われているんですね。

高齢者はインフルエンザではなくインフルエンザワクチンで亡くなった

近藤　インフルエンザについてはもうひとつ、供給体制が整い始めた時に、老人が施設でこんなに死んでる、って言い始めて。

母里　そう、それで定期接種に復活させたんですから。でも現実には老人はそんなに死んでないんですよ。新型がはやった時（2009年）、インフルエンザで亡くなるより、ワクチンで亡くなっている人のほうが多いんですから。ワクチン打って直後に亡くなっているのに、持病が悪化したのだと言ってうやむやになって。

近藤　打ってすぐとか、その日のうちにおかしくなるわけだから、どう考えたって因果関係があるんですよ。

母里　ありますよね。ワクチン関連死という形でとらえなければならないと、厚労省の副反応検討部会の委員の中でさえそういう発言があったのに、なんとしてもワクチンの液そのものの害ではないとする。

ワクチンに入っているものは体の中に入れてはいけないものばかり

母里　ここまでワクチンが増えてきて、アレルギーから始まって、アナフィラキシーショックもいっぱい起こっていると思うんです。

近藤　ワクチンはインフルエンザのタンパクとか、ヒトパピローマウイルスのタンパクを注射して入れても、それだけでは体に何も起きないから、免疫活動を活発化させるためのアジュバントという補助剤を入れるわけだ。これがおっかないですよね。リン脂質やアルミニウム、ウイルスを不活化させるためのホルマリンや、異物でしかないゼラチンが入っていたり。なんかもう、人間の体の中に入れちゃいけないものばっかり入ってる。

母里　それを何回もやれば、アナフィラキシーショックを起こすのは確実だということは、免疫学の基礎なんですけれど。

近藤　確かにヒトパピローマウイルスのワクチン（子宮頸がんワクチン）は2回目以降におかしくなることが多いからね。

母里　しかも多種類のワクチンのアジュバントが蓄積されてくる。この間インターネットで、赤ちゃんに6種類のワクチンを打つ動画を見てぞっとしました。同時接種してくれるいい病院という宣伝なんだそうです。

近藤　厚労省の言うのを真に受けて打っていたら、7歳までに30回以上って言ってましたね。

母里　0歳で10回（2017年9月時点では13回）ですよ。私がワクチンに関わっていたころはワクチンは2歳からだったのに。

近藤　しかも任意接種まで受ければ、生後2カ月からの半年間で15～16回でしょう？　そんなもの必要ないし、危険です。人間の自然な状態を考えて見ると、まだ免疫系がうまく働いていない0歳児は、お母さんの体内にいた時に胎盤を通じて抗体をもらっているわけですよね。最初の半年、1年半はその抗体だけでなんとかやっていける、というおぜん立てがしてあって、その間に赤ちゃんが自分の力で免疫を作っていく。そういう時期に、強制的に次々病原体を体に入れられるなど想定していないわけだ。生まれたての体の仕組みがしっかりしていない時期に、何種類もワクチン接種すれば何かおかしなことになる。ヒブ、肺炎球菌ワクチンなどの後に突然死が増えてるのはそのひとつでしょう。

母里　厚労省は、突然死が増えているから、突然死症候群の研究班を作って研究してます。またそれもうやむやにするつもりです……。ワクチンを導入したら突然死が増えた、それだけでワクチンに害があることを証明しているのに。

近藤　まったくその通りです。

効果も安全性もきちんと調べられていない

近藤　だいたい最近のワクチンは、きちんとしたデータがない状態で導入されています。普通、薬はランダム化比較試験というものを行って、実薬とプラセボ（偽薬）で効果に違いがあるかどうかを比べなければいけない。ところが最近のワクチンは、それが実質上行われておらず、単に抗体価が上がったかどうかの試験しかしていない。

母里　抗体価が上がれば効いた、予防が期待できる、と称するんですよね。水を打ったわけじゃないから上がるでしょと思うんですけどね。

近藤　それを打って感染が予防できたとか、長期的な害が少ないとか、そういうことは一切調べてないですよ。

母里　日本のワクチンは、プラセボと比べて有害作用がないかどうかの調査だけはやってました。ただ、外国製のワクチンが入ってきてからは、日本での臨床実験はなしです。外国でやってるから安全、何カ国で使ってるからどうだこうだと。

近藤　外国での調査は、ひとグループが100人とか、人数が少ないんだよね。それも、ワクチンを何種類も打ってるところに、ひとつ新しいものを加えて調べてみましたというような実験。

母里　しかも途上国に持っていってテストしたり、やり方がひどい。だいたい0歳の子どもで臨床試験できたとは思えないですからね。

近藤　安全性なんて調べられていないも同然ですよ。一応論文のタイトルには「……と安全性」なんてタイトルがついているけど。

日本人の薬好きは世界一

近藤　ワクチンについては、外国は外国はと言われて日本は遅れているように言われているけど、日本は世界一乳児死亡率が低い。どの年代も死亡率は低い。

母里　男性の平均寿命も80歳を超えましたからね。ただ、生かされているだけで、それでQOL（クオリティ・オブ・ライフ＝生活の質）はどうかという問題はありますが。

近藤　じつは日本の高齢者の要介護期間もこれまた世界一長いんだ。長生きって喜んでていいのかって問題がありますね。これも薬漬け医療の弊害、つまり薬の副作用でボケたり寝たきりにさせられているのだろうと見ています。

母里　いたずらに長引かされていることもあるし、根本には日本の医療のありかたという問題がありますね。

近藤　日本人の薬好きは世界一なんですよね。歴史的に抗生物質は世界の7割使ってる。7割の法則っていうのがあって。

母里　タミフルも世界の7割使ってましたね。

近藤　正確には7割5分だったかな。製薬会社と結託して医者が使ってる。日本の医者はいいかげん。ひとりの患者に薬を、10種類、15種類って出す国はほかにないよね。

母里　何か症状を訴えると次から次へと増えていく。定年後に3年だけ介護老人保健施設の施設長をやっていたんですけれど、入所してくる時、みんな山のように薬を持ってくるんです。今、施設がいいのは、出来高払いではなく包括払いなんですよね。いくらやっても老健は儲かりませんから、本当に基本的な、心臓病と、糖尿病と、高血圧もどうかな、と思うけどそれくらいにして、他の薬全部やめるんですよ。すると、もう確実に元気になる。あっちが痛いこっちが痛いと言っていたのもよくなります。

近藤　頭もはっきりしてくる人が多いですよね。

母里　はっきりしてきます（笑）。あれだけの量を全部飲んでるかというと、飲んではいないものですけれども。ちゃんと飲んでいたら、もっと薬害が出るでしょうね。飲まないままの薬も相当あると考えると本当に日本の医療の薬の使い方は問題ですね。もらうと安心というか。かつて富山の薬売りの置き薬があったから、うちに置いとくと安心というような伝統があるのかなと思ったりして。

近藤　薬を出す時に引き算をしないからね。足し算ばっかり。頭が痛いと言った時にはこれを出すとか、血圧が下がらないと言うとまた出してとか。マニュアル化されている。医者自身が勉強してないから、やめるのが怖い。患者の側も、疑うことを知らない。患者には基本的に勉強する義務はないんです、そのためにプロがいるわけだからね。だけどプロがいいかげんだから。

できるだけ医者に行かないようにするのが一番

母里　本当に、困ったお医者さんが多いです。ワクチン打たないというお母さんは、うちでワクチン打たないなら診てあげないとまで言われることもあります。医師法違反です。

近藤　がん診療でも、治療を受けなきゃ診てやらないという医者、多いですよ。がんの場合、その治療というのが胃袋をとるとか、抗がん剤だからね。

母里　ぜんぜん診てもらえないというのは不安だから、どうしても病院に行くでしょう、行ったら最後。母子手帳開いて、何と何をやっていないから、今ここで受けていきなさいとなる。そこでの断り方を教えてくださいと聞かれることがあって。地方だったりすると、地元ではその小児科の先生にしか診てもらえないという場合も多いんです。

近藤　うーん、まず、小児科医がほんとに必要な病気ってもうほとんどないからね。だから行かないようにするのが一番いいよね。

母里　やはり……そうですね。医者に通うなということですね。

近藤　子どもの場合、熱が出たとか、具合が悪くてちょっとぐずるとかで病院に駆け込むことが多い。でもたいていの病気は、1日ちょっとガマンすればよくなるのがほとんどですよね。

母里　今、1日もガマンできないお母さんもいますけれども……。

近藤　確かに、相談できる年寄りも身近にいないことも多いしね。でも、とりあえず言っておかなければいけないのは、「自分や子どもの体を信じなさい」ということですね。熱が出ても、ぐずっても、1日2日たてば、体はちゃんと回復してくれます。

対処法だけわかっていれば、あとは体がなんとかしてくれる

近藤　対処の仕方だけ知っておけばいい。下痢したり吐いたりしたら、水分をたくさんとって、もっともっと下痢したり吐いたりするようにしなきゃいけないとかね。昔は下痢す

るから水を飲んじゃいけないとか言ってましたが、逆効果。水分をしっかりとっていれば、体が毒素を外に出してくれる。体が毒素を出そうとして吐いたり下痢したりするわけだから。あと、インフルエンザなど発熱性の疾患になったら、とにかく薬を飲まないこと。解熱剤はとくに危ないし、タミフルなんてとんでもない薬です。他に、去痰《きょたん》剤や気管支拡張剤もけっこう危ない。発熱性の疾患は自然に治るんだから。

母里　外国の内科の教科書には、一番初めに、インフルエンザは自然に治る病気です、って書いてあるんですよ。

近藤　もちろん病院になど行かないし、タミフルなんか使っているのは日本だけですね。解熱剤もほとんど使わない。使うにしてもアセトアミノフェン。オランダなどは、ほんとにシステムがしっかりしてるから、家庭医の所にかぜで行ってもなにも出してくれない。子どもが中耳炎で泣いてても、3日待ってみたいな話で。

母里　膿が出れば終わりだから。

近藤　3日たってもおかしかったらいらっしゃいと言う。だから、薬剤の耐性菌が出ない。10年くらい前の調査ですが、MRSA《エムアールエスエー》という耐性菌の分離率が、日本は70～80％あるのに、オランダは1％でしたから。デンマークも1％。イギリスは、オランダなどと同じ家庭医制度があるけど、40%もある。薬の使い方が少しルーズなんでしょうね。

母里　日本ぐらい抗生物質をやみくもに使って、耐性菌を作ってしまう国はないですよね。

患者に安心感を与える医者がいなくなった

母里　医者が「手遅れですよ」と言ったり、「なんでこんなにひどくなるまで連れてこなかったんだ」などと言ったりして脅すのが困ります。脅しの医学になってると思うんです。

近藤　医療っていうのは恫喝《どうかつ》産業だから。不安産業でもあるよね。

母里　不安をあおらなければ成り立たない……。

近藤　不安をあおって医療ファンを増やす。

母里　医療はいるから「いりょう」のはずで、いらない医療はサギですよ。昔はお医者さんが少なかったから、行って、癒やされて、それが医者の役目だったわけでしょう。

近藤　そうです、安心感を与えるのが医者の役目だった。

母里　お母さんを安心させるのが医者の役目だと昔の小児科の先生は言ってらしたのに、そういう小児科の先生、どこ行っちゃったんでしょう。

近藤　「貧すれば鈍す」ですよ（笑）。いや、決して医師の暮らしが貧しいとは思わないけど、彼らにしたら、もっといい暮らしがしたいということでしょ。満足してない、今の金銭的状況に。

母里　医学教育にお金もかかりすぎるし。でもそれだけじゃないと思うんですけどね。

近藤　一般社会から見れば、勤務医は十分な給料もらって、開業医も過分な収入を得ているんだけれども、上を見ればきりがない。もっといっぱい稼いでいる開業医がいる。それに憧れるわけだよ。困ったものです。最初は理想に燃えて医師になったかもしれない。ところが、来る人来る人みんな健康じゃないか、と。そうすると、考え始めることは、健康人をどうやって、病人に落とすか。

母里　昔、健康な人を病院のベッドに寝かせて、どこが悪い、ここが悪い、検査したらあだこうだ、と言ってると病人を作れます、という話があったけれど、ほんとに今はそんな感じですね。

近藤　今、病人を作るもっとも手っ取り早い方法は、健康診断、人間ドック、がん検診、こういうものなんですよ。これらがなかったら日本の医療は崩壊します。健康な人に検査で病名というレッテルを貼って、病人を作り出して、臓器を取ったり、いろんな薬飲ませたりする。でも日本人って、それでも世界一長寿なんだから、よっぽど丈夫なんだね。よけいな医療行為をやめればもっと長生きになるし、介護期間も短くなると思うんだけどね。

医学教育がおかしくなって、医師の質が落ちている

母里　日本のこの医療のおかしさは誰が作っているんでしょうね。

近藤　まず教育がしっかりしてなかったってことはあるよね。

母里　医学のね。

近藤　日本の医師は、江戸時代は薬師《くすし》だったんです。医師じゃなくて。薬を出すのが商売で。「医《い》は仁術《じんじゅつ》」って言うけど、医療行為そのものは無料だったんです。だからどこで儲けるかというと、薬で儲ける。

母里　医者自体は「赤ひげ」なのよね、みんな。

近藤　とにかくそのころは「私は医者だ」って宣言すれば医者になれた。ヨーロッパではギルドという仕組みがあり、医者にも組合があったから、一応トレーニングもあるし、試験もある。ギルドに入っている人たちの質を高めて、他との差別化により、自分たちの経

済的利益を追求していたわけです。一方、江戸時代の日本は無規制。明治時代になって、一定程度、そういう薬師たちを医者にしちゃった。ドイツ医学は輸入したけど、すぐに医者はできないから。しかしともかく大学で医者の養成を始め、昭和になって一年間で養成される人数が2000人くらいになった。そのままいけば、かなりまともな医療体制になったはずだけど、十五年戦争でぶち壊しになった。

母里　日中戦争、太平洋戦争ね。専門学校で短期養成、軍医の粗製濫造《そせいらんぞう》を始めたのよね。

近藤　最後のほうは、1年間に1万人くらいずつ作ったんですよ。1年間に養成される医者がそれまでの5倍くらいの人数になったのに、戦争が終わったら、その全部に医師免許を与えてしまった。それでもうガタガタになったんだね。

母里　医者の質が悪くなったとは言われましたね。

近藤　そして戦後は、そういう医者たちを集めた日本医師会の力が強くなりすぎた。開業医たちの医師会が専門医制度にずっと反対してきたために、医学教育が、日本独自の観念主義的な、臨床無視のものになってしまった。もうひとつ大きな出来事は、70年代の一県一医大構想などによる医大乱立。

母里　国民皆保険になったために、保険料をとるからには医師を配置しなければ、無医村を廃止しなくちゃいけない、と言って、わーっと医大を作ったんですよね。

近藤　それで入学金や授業料が高い私立医大もいっぱいできてきて。

母里　そこでまた医者の質は落ちましたよね。

近藤　2分の1プラス3分の1は、5分の2、そういう計算するのがいたんだ、ほんとに（笑）。今はどうかな。

母里　今、子どもの数が減ってるでしょう、それで医学部の入学枠が同じ。一度ちょっと減らしたのに、また増やすと言っているし。しかも医学教育が忙しくなりすぎて、基礎の時間をどんどん減らしていくから、ワクチンだって、打てば免疫ができていいものとしか教えない。だから今のお医者さん、ワクチンの悪い面なんてまるっきり知らない。それで国家試験受かれば通っちゃうから。だから、人間として医者になってほしくない人がいっぱい、というのが、言いたくないけど今の医者の世界……だと思います。お医者さんは患者のこと考えるもんだ、と信じてたら間違ってしまうというような。中世の絵画で医者が揶揄《やゆ》されてるものがあるけど、あれに状況が似てきたんじゃないかしら。

近藤　ヨーロッパ絵画では、インチキ医者を描いたものが多いですが、今の日本はそれを笑えない状況ですね。

多数決ではワクチン支持の人のほうが優勢……これは仕方がない

――このような流れの中で自分や家族を守るにはどうしたらいいんでしょうか？

近藤　防衛するためには、まず、知識なんだよ。

母里　そうですね。自分で判断して、いらないと思わなければいけない。あの人が言ってるから、やめておこうということではなくて。

近藤　誰かの言うことを信じてやめようとすると、たとえば母里さんの言うことを信じるとしても、次に別の医者が何か言うと、またクラクラっときてしまう。結局多数決になってしまうんです。

母里　だから自分で判断しなさい、と言うしかないんですよね。

近藤　世の中にはワクチン支持という人のほうが多いし、ネットでも打ったほうがいいという人のほうが優勢になってしまう。それは、そういうものなんだよ。しょうがない。いい方法はなかなかないんです。たまたまこの本に気づいて読んだ人が難を逃れるということでしょう。大部分の人は被害にあわないから、世間に危機感を生じさせないんですね。

実際に亡くなったり被害にあったりした方がいても、一般の人から見るとよそごとで、やっぱり感染症は怖いよねと思われてしまう。

母里　うつる病気は怖い、という意識のほうがどこかに残るんですよね。

近藤　でも、発想を変えないと。僕たち人類は生まれてこのかた、病気にさらされているんです。

母里　そう、そして生き残ってきたのが今の人類なんだから。だからそんなに人はヤワなもんじゃないと。それに比べてワクチンとのつきあいなんて、ほんのここ数十年のことです。人類の歴史からみたらワクチンよりずっと長く病気とつきあってきて。黒死病のペスト、麻疹でインカが滅びたとか、歴史にはいろいろあるけれど、現在の日本の我々が住んでいる世界では、それらの病気は克服できている。うつる病気はみんな防ごうとする必要なんてないです。

近藤　常在菌まで防ぐワクチンなんてね。

母里　もうほんとに。子宮頸がんワクチンだって、2価だけやったってしょうがない、肺炎球菌なんか、もっとたくさん型があるのに。常在菌のワクチンが次々に出てくるんですから。

近藤　商売としてみれば、とてもうまい話だからね。どんどん次のものを作ればいいわけだから。

母里　ヒアルロン酸、コンドロイチンだの、飲んでない老人はダメだみたいな宣伝をしていますよね。それはまあいいでしょう。ワクチンだって、メーカーが作ってメーカーが宣伝する分には結構です。だけど、それを国が認めて奨めていること、公費負担にしているからやらなきゃ損だ、やらなきゃいけないものだと思わせているということが問題なんですよ。がん検診を公費負担にしても、大人はそれほどは行かない。でも、赤ちゃんを人質にとって脅すと、親はみんな行っちゃうんです。そこが、がん検診で脅されることと違うところです。

近藤　そうですね。それに奨励しても、害が出れば、今度は補償をしぶるよね。因果関係がわからないとか。2種類とか一度に打っちゃうと、どちらと因果関係があるかわからないと、補償も渋られる。

母里　もう今、5、6種類を同時接種していますからね。医者が麻痺しているだけじゃなくて、受けさせる側も麻痺しているのではと思います。

近藤　そんなに一度に病原体を入れたら、もう何が起こるかわからないですよ。おっかないね。

母里　0歳のうちに10回以上もワクチンを打たなきゃならない赤ちゃんが大きくなったら、どうなってしまうんだろう、って、次の世代がほんとに心配です。私なんかほとんど何も打ってないのよね。天然痘くらいで。

近藤　僕はBCGもされたかな。

母里　私はツベルクリンで自然陽転しているからBCGは打っていません。だから結核菌は持っているんです。うんと免疫力が落ちたら、結核は出てくるかもしれないけど今のところ大丈夫だし、人間の体って本当によくできていると思いますよ。

近藤　そう考えるとBCGもやめたほうがいいですよね。

母里　ほんとにBCGはやめればいいと思います。

近藤　あとやめたほうがいいのは何だろう？日本脳炎、これもなぁ……。

母里　これも絶対受けてはいけない。

近藤　発病する人よりもワクチンでおかしくなるほうが多いわけだからね。

母里　そんなワクチンを温存しておいたらいけないですよ。

近藤　あらためて、必要なワクチンがあるのか考えてみたいんだけど、「必要」って、必ず要ると書くわけだけど、よくよく考えても、そんなワクチン思い当たらないね、この時代。昔は、まぁ天然痘のワクチンは必要だったけど、病気がなくなった後も打っていたからなぁ。

母里　種痘はたしかにいいワクチンで、世界中からなくなったというのはワクチン業界の最高栄誉なんだけど、日本では昭和30年に最後の患者が出たあとも打って、100人以上の子どもを殺している、という認識を持ってほしいんです。いいものでも、やめる時期を間違えたから、その後子どもを犠牲にしてる。

近藤　ポリオもそうですよね。日本からなくなったあともワクチンを続けて、麻痺患者を大勢産み出した。

母里　そうなんです。だからワクチンに関わっていた側から言えば、すでに流行がないものとか、常在菌や、病気になっても後遺症もないものにワクチンを作るなんてとんでもないことで、誰のためにワクチンを作るのかといったら、それはワクチン業界と医者のためとしか思えないと。

近藤　同感です。天然痘もポリオも生ワクチンということで共通してますよね。

母里　そうです。だから、生ワクチンは、副作用は怖いけど、病気にかけてしっかり抗体を作る効くワクチンだから、コントロールしながら病気をフォローするという意味で効果もあっただろうし。天然痘の場合は症状が必ず見えるから、制圧できて、追い出せたんですよね。ポリオもほとんどなくなって、戦争のあるところとか貧困の残っているところにはあるけれど、猿と人間にしかない病気だから、もう制圧できているようなもので、もう、先進国にはいらないんですよ。なのに、どこからか入ってきたら大変ということで残している。不活化ワクチンにして。

近藤 あれも日本でやる必要はないですよね。

母里 必要ないです。太平洋地域では撲滅宣言を出すという話でいたんですけれど。破傷風も、大人になってから危険な職業に就く人だけでいいじゃないかと思うし。途上国には妊婦さんに接種して新生児の破傷風を防いだという歴史はあるけれど、日本のお産で破傷風になるとは思えないですからね。破傷風のワクチンは、効く。でも、いるかいらないかで聞かれたら、子どもにはいらないと。そう考えると、ほんとに何もいらなくなりますね。

近藤 はしかのワクチンも、効くけどね……。中途半端だし、打たなくてもべつに死なないからね。

母里 そう。打たなくても死なない。今、0歳の赤ちゃんがはしかになるんですよ。20

０人はしかにかかるうち、０歳、１歳が多い。

近藤　でも、死なないんですよね。

母里　死んでいません。それが救いです。だから、かかってしまってもいいんです。それで、かかって治ったほうが、将来子どもに免疫まで与えられるし。病気にかからないで一生いられるもんじゃないですから。

近藤　とくに感染症には積極的にかからないとね。たとえば、赤ちゃんや子どものアトピーがありますよね。はしかに自然にかかると、それがよくなったりするんです。細菌やウイルスにきちんと感染することによって、免疫が強化できるという側面があるんです。赤ちゃんがはしかにかかる時代なんて、ほんとに本末転倒。自然破壊だよ。

母里　ほんとに自然破壊ですよ。天然痘のウイルスを封じ込めた時に、天然痘のウイルスがかわいそう、と言った人がいるんです。悪さをしたんだからしょうがないんじゃないと思うけど。でも地球上の、ある種を撲滅するということを、人間の都合だけでやってしまったということなんですよね。

すべてのワクチンは大人になってから自分で判断して打てばいい

母里　今、かつての予防接種裁判のおかげでワクチン行政が遅れたなんて言う人がいるんです。血の出るような裁判闘争が、ワクチン・ギャップをつくった元凶だ、あれがなければというような。インフルエンザワクチンの集団接種をやめた頃は、法制局が予防接種裁判の流れをわかっていたから、これ以上裁判を増やす気か、という形で定期接種をストップしたんです。でも、今や、そのたがが外れてしまった。もうどうにもならない。

近藤　本当に、多勢に無勢ということを、医療界の問題ではいろんなところで感じますけど、この問題もそのひとつですね。

母里　でも、がんについては、少しは変わったんじゃないですか？

近藤　がんについては、患者本人が考えることができるからね。でもワクチンは、赤ちゃんには考える力がないし、お母さんのほうはもう心配が先にたって、思考停止になってしまう。そこに医者がつけこみやすい。……でも、そう考えて見ると、ほとんどのワクチンは、中学、高校になってからでもいいんだよね。

母里　そう、そうなんです。子どもが感染症で死ななくなったんだから、本物の病気で免疫ができて、それで抗体ができるほうがいい、それでもかからなかったら、あとから打てばいい。そういう意味で、以前風疹のワクチンは中学生だったんですよね。

近藤　だから、ほかのワクチンも、本人が成長してから、それぞれ必要性を考えて打てばいい。

母里　私もこれまで、はしかくらいは打っておいたらとか、破傷風は効くわよとか、全面否定はしていなかった。でも、一生のうち、いるかいらないかと言ったら、やはりいらないです。はしかのワクチンを打っていなければ保育園の職員になれないとか、必要になった時に考えて、その時受ければいい。赤ちゃんに是が非でも打たなければならないものではない。

近藤　大人になってから自分で判断して受ければいいんです。

母里　それが結論ですね。赤ちゃんに親が強制できるものではないと。親が選んで後悔しないように。

近藤　子どもはある意味では他人ですからね。しかし他人以上に、その人生を尊重してあげないと。

（２０１４年８月）

「あとがき」に代えて

がん放置の哲学――僕は、人間のからだのなかに宇宙を見る

僕は、人間のからだのなかに宇宙を見ます。

人のからだは実に複雑かつ精妙です。宇宙には知られざる原理や摂理があり、それによって秩序やバランスが保たれています。

人のからだも同じだと思うのです。

体内に宇宙と共通する自然の秩序があって、休みなく働いている。

私たちの脳、骨、血液、筋肉、心臓、胃腸、神経などは365日、母親の胎内にいたときからいままで、1秒も休まず働き続けています。互いに連携して、常に人それぞれのベストコンディションを調整して、命を支えています。

生命の誕生から35億年、人類の発生から何百万年も続いてきたこの精巧なシステムを信

頼して、身をゆだねることです。

大人の病気のほとんどは「老化」という自然現象。がんも同じです。その自然現象に対して、むやみに「戦おう」「治そう」なんて無謀だし、「健康不安」におびえて人為的な働きかけをすればするほど、からだは不自由で、不自然なものになってしまいます。

肝心なのは「がん治療に多くを望まない」こと。基本的に「つらい症状をとってもらう」ことを目標にしてください。他にメリットがありうるとしても、それは「おまけ」「なくてもともと」と、腹をくくります。

僕の経験から言って、そういう人のほうが、医者にすがって「お任せ」して無理な治療に突入する人より、長生きできることも多いものです。

逆から言えば「本物のがんは治らない」ことを率直に認めないと、長生きもできないし、ラクにも死ねない。

国が「15年後もがん死は増え続ける」と予測するように、がん治療の将来に、たいした夢も希望もありません。しかし、悲観することはないのです。

人間にとって一番大切なことは、がん治療でも長生きでもなく「自由に生きる。なにものにもわずらわされずに生きる」ことではないでしょうか。そのためには死ぬまで、やまいからも解放される必要があるはずです。

やまいもがんも自然現象につけられた名称にすぎず、人間の頭のなかや観念のうちにしか存在しない、と見ることも可能です。がんを自然現象として受け入れることができたら、治療しないがんによる死は普通自然で平和です。直前まで頭がはっきりしているし、たとえ痛みや呼吸苦があっても、医療用麻薬などで完全にコントロールできます。

僕は「がん放置」においてこそ、やまいという観念から死ぬまで解放されることができると思っています。

近藤誠

［著者略歴］

近藤誠（こんどう・まこと）

1948年、東京都生まれ。医師。「近藤誠がん研究所」所長。73年、慶應義塾大学医学部卒業後、同医学部放射線科に入局、79～80年、アメリカへ留学。83年から、同放射線科講師を務める。96年に刊行した『患者よ、がんと闘うな』（文藝春秋）で抗がん剤の副作用問題を初めて指摘し、医療の常識を変える。2012年、第60回菊池寛賞を受賞。13年、東京・渋谷に「近藤誠がん研究所・セカンドオピニオン外来」を開設。14年、慶應義塾大学を定年退職。ミリオンセラーとなった『医者に殺されない47の心得』（アスコム）ほか、『「副作用死」ゼロの真実』『コロナのウソとワクチンの真実』（和田秀樹氏との共著）『新型コロナとワクチンのひみつ』（以上ビジネス社）、『最新 やってはいけない！ 健診事典』（講談社）、『医者が「言わない」こと』（毎日新聞出版）、『どうせ死ぬなら自宅がいい』（エクスナレッジ）など著書多数。2022年8月13日逝去。

「健康不安」に殺されるな

2023年３月13日　第１刷発行
2023年10月１日　第３刷発行

著　者　　近藤 誠
発行者　　唐津 隆
発行所　　株式会社ビジネス社
〒162-0805　東京都新宿区矢来町114番地 神楽坂高橋ビル5階
電話　03(5227)1602　FAX　03(5227)1603
https://www.business-sha.co.jp

〈装幀〉HOLON
〈本文組版〉M&K（茂呂田剛）
〈印刷・製本〉大日本印刷株式会社
〈編集協力〉日高あつ子、水波康（水波ブックス）
〈営業担当〉山口健志
〈編集担当〉大森勇輝

ISBN978-4-8284-2497-2